ARONIA

Unentdeckte Heilpflanze

Bibliografische Information der Deutschen Bibliothek
Die Deutsche Bibliothek verzeichnet diese Publikation
in der Deutschen Nationalbibliografie.
Detaillierte bibliografische Daten sind im Internet unter
http://dnb.ddb.de abrufbar.

Originalausgabe

www.editionbuntehunde.de

Lektorat: Herbert Wittl
Satz: Computersatz Wirth, Regensburg
Umschlaggestaltung: Herbert Wittl, Andreas Wirth
Druck und Bindung: Druck Team KG, Regensburg

Printed in Germany

ISBN 978-3-934941-39-7

Sigrid Grün / Jan Neidhardt

ARONIA

Unentdeckte Heilpflanze

Regensburg 2007

edition buntehunde

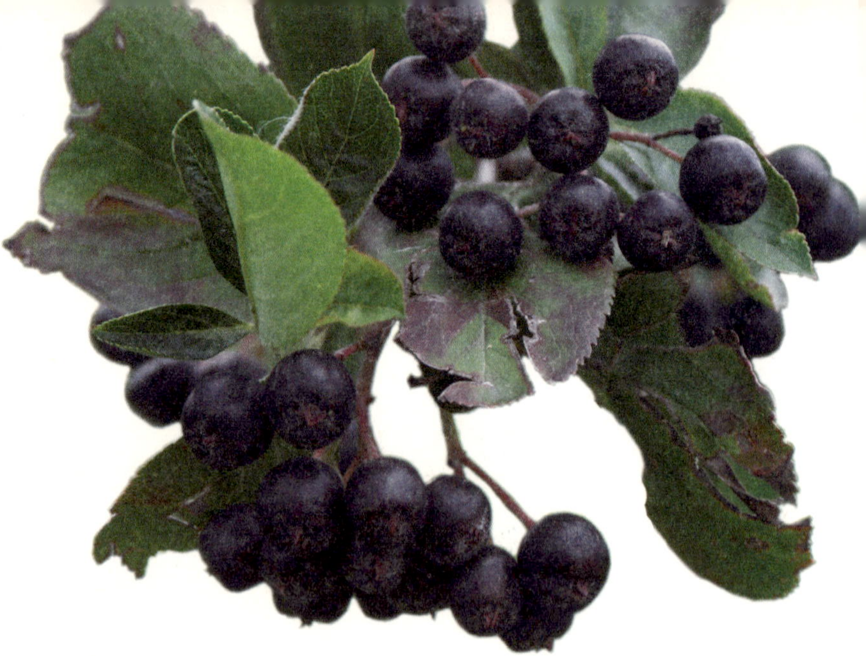

Für Valentin

Inhalt

1. Aronia – Heilkraft vor der Haustür

Warum haben Sie zu diesem Buch gegriffen? Interessieren Sie sich für die gesundheitlich wirksamen Inhaltsstoffe der Aronia? Ist Ihnen der Name dieser Pflanze schon einmal irgendwo begegnet und Sie haben sich gefragt, um welche Frucht es sich wohl dabei handeln mag? Oder besitzen Sie womöglich bereits selbst eine Aronia in Ihrem Garten? Vielleicht haben Sie auch einen Artikel in einer Gesundheitszeitschrift oder im Internet gelesen und sind neugierig geworden?

Aus welchem Grund auch immer Sie sich für dieses Thema interessieren, in diesem Buch haben wir versucht, möglichst alle Facetten einer faszinierenden Pflanze zu beleuchten.

Für uns war die Aronia - oder Apfelbeere - besonders attraktiv, weil sie weder teuer noch besonders anspruchsvoll in der Kultivierung ist und doch durch ihre außerordentlichen medizinischen

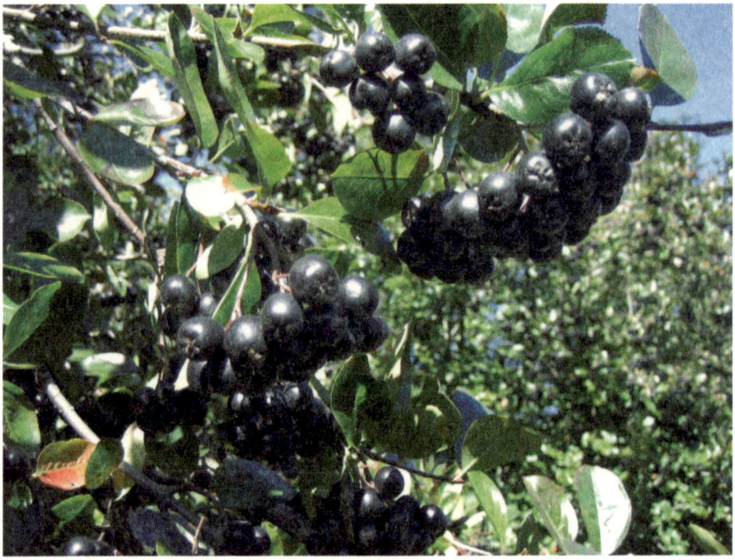

aber auch dekorativen Eigenschaften besticht. Oft haben wir uns die Frage gestellt, wie es möglich ist, dass eine derart vielseitige Pflanze in unseren Breiten so wenig bekannt sein kann.
Wir finden es ausgesprochen schade, dass vorhandene Ressourcen so wenig genutzt werden, ist die Aronia doch sozusagen direkt vor unserer Haustür heimisch.
Seit einigen Jahren erleben zahlreiche Wildpflanzen ihre Wiederentdeckung. Vor allem Wildkräuter und -beeren boomen. Man denke nur an Bärlauch, Brennessel oder Weißdorn.
Warum aber blieb die Apfelbeere unentdeckt? Um dieser Frage auf den Grund zu gehen, haben wir uns auf eine Entdeckungsreise begeben, die uns beinahe um die ganze Welt und zuletzt in unseren eigenen Garten führte. Unterwegs begannen wir langsam zu verstehen, wie es dazu kommen kann, dass eine Pflanze mit derart wertvollen Eigenschaften trotzdem nahezu unbekannt bleibt. In Westeuropa hat die Aronia noch kaum eine Lobby. Der Hauptgrund dafür ist das Fehlen einer längeren Tradition. Während unserer Großeltern-Generation Bärlauch, Brennessel und Weißdorn durchaus gut vertraut sind, kennt sie die Apfelbeere kaum, da diese erst in jüngerer Zeit in unseren Breiten kultiviert wurde.
Woher die Beere kommt werden Sie in diesem Buch erfahren, wohin ihr Weg führt, wird die Zeit zeigen. Mit diesem Buch wollen wir einen kleinen Beitrag zur Entdeckung der Apfelbeere leisten.

Im Herbst 2007
Sigrid Grün und Jan Neidhardt

2. Unbekannte Schwester der Eberesche

Was haben Apfel, Himbeere, Eberesche und Aronia gemeinsam? Sie gehören alle der Familie der Rosengewächse (Rosaceae) an. Vertreter dieser für die nördliche Erdhalbkugel charakteristischen Familie gedeihen auch in unwirtlichen Gegenden und finden sogar Verbreitung bis nach Island und Nordskandinavien. Auch in den Tropen und Subtropen findet man Rosaceen vor. Dort wachsen sie allerdings in Gebirgen und auf Hochebenen, da sie ein gemäßigtes bis kühles Klima bevorzugen. Beinahe alle unsere Kulturobstarten und deren Wildformen gehören dieser großen Familie an. Die Rosengewächse weisen die Gemeinsamkeit auf, dass sie bis auf wenige Ausnahmen fünfblättrige Blüten haben. Ein weiteres Merkmal ist die Anzahl der Staubgefäße, die meist ein Vielfaches von fünf aufweisen. Die Früchte unterscheiden sich oft erheblich. Von Stein- über Apfelfrüchten, bis hin zu Balgfrüchten (Beeren) und Nüsschen sind alle Formen vertreten.

Von allen Wildobstarten dürfte die Eberesche oder Vogelbeere die wohl bekannteste sein, ist sie doch in unseren Breiten sehr häufig anzutreffen. Bis heute rankt sich vor allem im europäischen Raum eine reiche Überlieferung um diesen Baum. In Märchen, Liedern und Sprichwörtern findet die bei uns weit verbreitete Pflanze reichlich Erwähnung.

Ihre orangefarbenen bis scharlachroten Früchte sind ab Ende August ein auffälliger und schöner Blickfang in Parks und Gärten. Aber auch auf Brachflächen, in Lichtungen und an Waldrändern kommt die Vogelbeere häufig vor, da die Frucht gerne von Vögeln verzehrt wird und der Samen durch den Kot eine weite Verbreitung erfährt. Roh sind die Früchte für den Menschen nicht giftig, schmecken allerdings sehr herb. Der Gehalt an Parasorbinsäure wirkt im Übermaß abführend. Als Marmelade, Likör oder Schnaps ist die Vogelbeere aber ein hervorragender Lieferant für Vitamin C.

Weniger bekannt als die Vogelbeere ist die Apfelbeere oder Aronia. Auch sie gehört den Rosaceen an und ist im Grunde genommen gar nicht so selten. In vielen Parks und Gärten ist das bis zu drei Meter hohe Gehölz anzutreffen. Den meisten Menschen hierzulande ist die Aronia aber vollkommen unbekannt, da sie fast ausschließlich als Zierstrauch kultiviert wird.

Ihre geringe Bekanntheit ist mit Sicherheit auch auf die Tatsache zurückzuführen, dass es bei uns keinerlei Traditionen um diesen Strauch gibt. Dies liegt vor allem daran, dass es sich bei der Aronia um eine erst im Verlauf der letzten hundert Jahre aus Nordamerika importierte Art handelt und sie hier fast ausschließlich in gezüchteter Form vorkommt.

Die längste Zeit des Jahres ist die Apfelbeere ein eher unscheinbares Gewächs. Im Herbst jedoch erstrahlen die Blätter in einem intensiven Rot. Diese auffällige Herbstfärbung kommt durch einen sehr hohen Gehalt an sogenannten Anthocyanen zustande. Auch die Früchte enthalten diesen Pflanzenfarbstoff in hohem Maße.

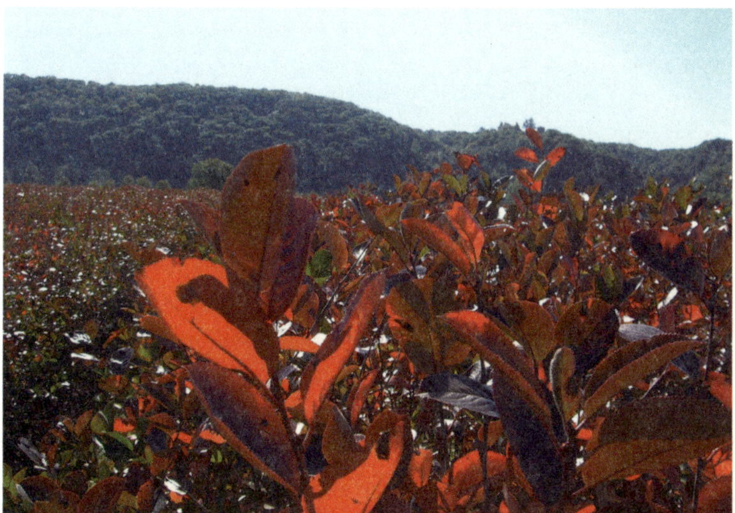

Im Elbtal: Wunderschöne Herbstfärbung der Aronia-Blätter in satten Rottönen.

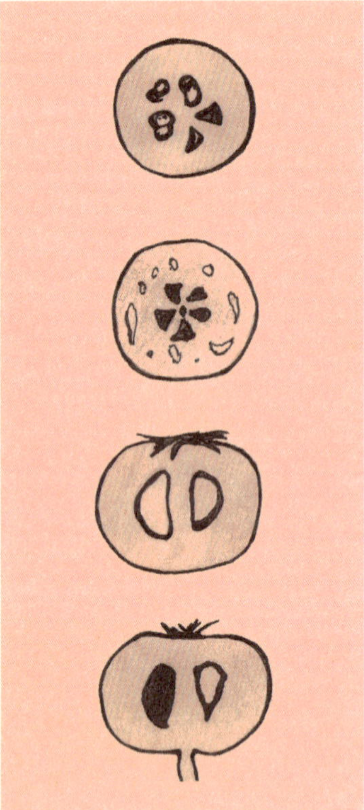

Quer- und Längsschnitt durch die Aroniabeere.

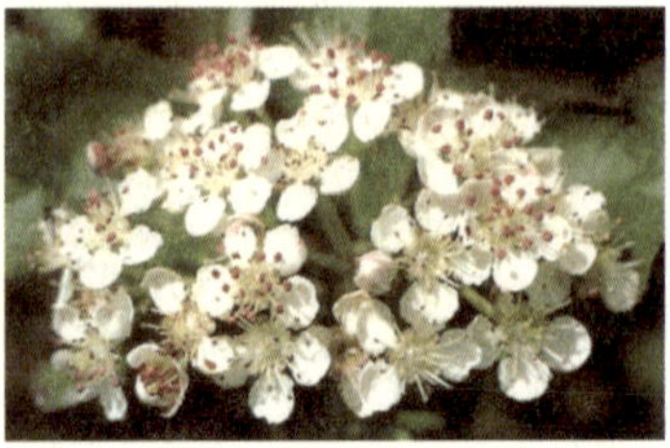

Die typische Doldenblüte der Aronia blüht etwa zehn Tage.

Dadurch kommt es bei ihnen zu der charakteristisch schwarzblauen Färbung, die man zum Beispiel auch von Auberginen, Brombeeren und roten Weintrauben kennt.

Der Name Apfelbeere, ist eine irreführende Bezeichnung, da sie botanisch gesehen nicht den Beerenfrüchten angehört, sondern den Kernobstgewächsen (Maloideae). Die Samen sind allerdings so klein, dass man die Frucht nicht entkernen muss.

Die Blätter des Apfelbeerstrauches sind glänzend tiefgrün und lederartig. Sie sind eiförmig und am Blattgrund, also dort, wo der Blattstiel ansetzt, keilförmig. Die Blätter sind etwa drei bis sieben Zentimeter lang und einen bis vier Zentimeter breit. Im Gegensatz zu Apfelblättern haben sie eine glatte Oberfläche. Bis Ende Mai sind die Blätter fertig ausgetrieben. Erst dann erscheinen die Blüten. Sie sind etwa zwölf Millimeter breit und rein weiß. In ihrem Aussehen ähneln sie den Apfelblüten, sind aber kleiner. Daher leitet sich auch der Name „Apfelbeere“ ab. Die Blüten sind zu Doldentrauben angeordnet. In

einem Blütenstand befinden sich meist 15 bis 20, vereinzelt sogar über 30 Einzelblüten. Die Blühdauer einer einzelnen Dolde beträgt etwa zehn, die der Einzelblüte etwa fünf Tage. Die Blüten ähneln in ihrem Geruch den Ebereschenblüten. Der Pollen kann die eigenen Blüten befruchten (Selbstbefruchtung). Aber auch Insekten tragen zur Weiterverbreitung bei. Vor allem Bienen suchen die Blüten gerne auf. Bei warmem Wetter werden 80 bis 90 Prozent der Blüten zu Früchten. Ist der Sommer eher verregnet und kühl, schaffen es immer noch 45 bis 50 Prozent. Damit gehört die Aronia zu den klimatisch anspruchslosen Gehölzen, die trotz widriger Bedingungen noch hohe Erträge liefern können.
Die Reifezeit der Früchte beträgt 80 bis 90 Tage. Zunächst sind sie grün, um sich nach einigen Wochen purpurrot zu färben. Die reifen Beeren sind violett-schwarz, klein und von der Form her den Vogelbeerfrüchten ähnlich. Im Durchschnitt haben sie einen Durchmesser von sechs bis 13,5 Millimeter. Das Gewicht des

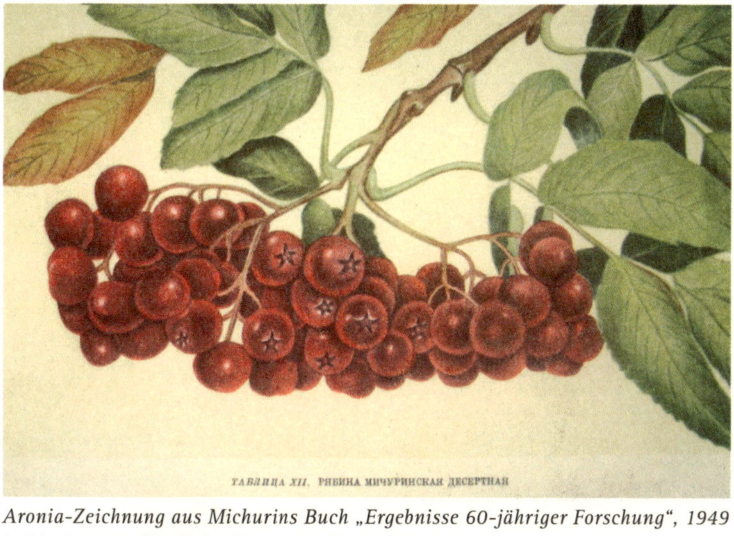

Aronia-Zeichnung aus Michurins Buch „Ergebnisse 60-jähriger Forschung", 1949 in Moskau veröffentlicht, hier: „Tabelle XII, Michurins Dessert-Eberesche".

Fruchfleisches (Fruchtmasse) beträgt ein bis anderthalb Gramm pro Beere. Außen ist die Aroniabeere von einer anfangs weißlichen Wachsschicht umhüllt, ohne diese Schicht glänzen die Früchte wie lackiert. Das Fruchtfleisch ist intensiv rubinrot, süß, aber durch den hohen Gerbstoffgehalt adstringierend, d.h. zusammenziehend. Ihre amerikanische Bezeichnung chokeberry – Würgebeere, verdankt sie diesem herben Geschmack. Nichtsdestotrotz lieben Vögel die reifen Beeren als Nahrungs- und Vitaminspender. Die Frucht verfügt über keine Samenkammern - wie zum Beispiel das Kernhäuschen beim Apfel - und keine Steinzellen - wie beispielsweise die Birne.

Aufgrund des dekorativen Wertes von Blüten, Früchten und Herbstlaub, erhielt die Aronia 1972 eine Auszeichnung der *Royal Horticultural Society* in England.

Folgende Arten der Apfelbeere sind bekannt:

- Aronia melanocarpa, die von russischen Forschern meist als *Aronia michurinii bezeichnet* wird,

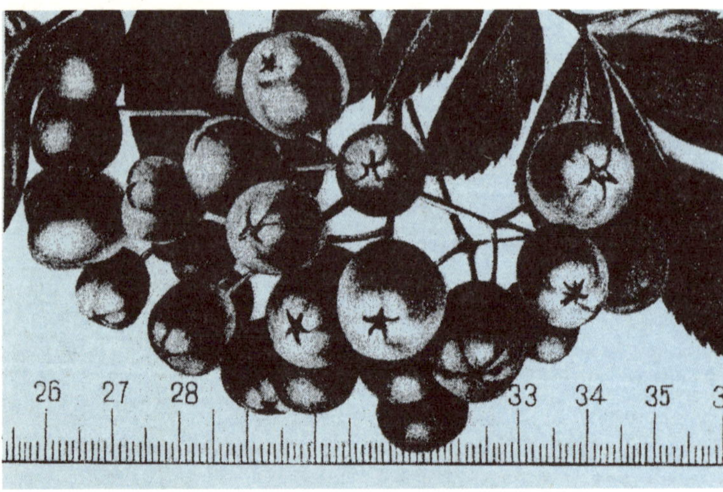

Aronia-Zeichnung mit Maßstab, aus Michurins Buch.

- Aronia arbutifolia, die auch *Zwergvogelbeere genannt* wird, früher blüht mit scharlachroten Früchten, die erst im Oktober reifen,
sowie die Kreuzung aus diesen beiden Arten
- Aronia prunifolia (pflaumenblättrige Aronia), die bis zu vier Meter hoch werden kann und deren Früchte purpur bis purpurschwarz sind.

Daneben gibt es noch zwei Kreuzungen aus den Gattungen Aronia und Eberesche, sogenannte Gattungshybriden:

- Sorbaronia dippelii (Aronia melanocarpa x Sorbus aria) kommt als Strauch oder kleiner Baum mit schwärzlichroten Früchten vor,
- Sorbaronia sorbifolia (Aronia melanocarpa x Sorbus americana) hat braunrote Früchte.

Die wichtigsten gezüchteten Sorten finden Sie im Kapitel über die Kultivierung der Aronia.

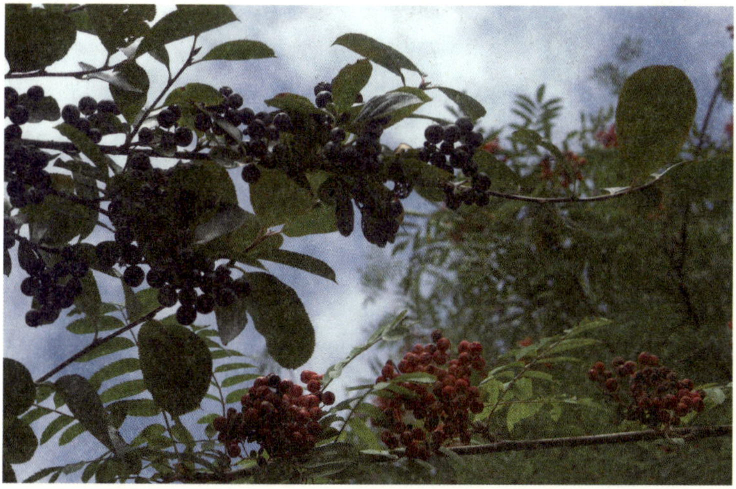

Die „Schwestern" Aronia und Eberesche, gepfropft auf demselben Stamm.

3. Herkunft und Verbreitung. Ein langer Weg über Kontinente

Ursprünglich stammt die Aronia aus dem Osten Nordamerikas, verbreitet von Kanada im Norden bis zur südlichen Spitze Floridas, wo sie vor allem bei den Ureinwohnern sehr beliebt war. Getrocknet und mit anderen Beeren vermischt, wurde sie unter anderem als Bestandteil von Pemmikan verwendet. Pemmikan ist eine Art Kraftriegel der Indianer, der aus Dörrfleisch, Fett und getrockneten Beeren besteht und als Reiseproviant und Notration diente.
In der Mythologie der Ho-Chunk, einem Stamm der Sioux-Sprachfamilie, existiert ein Märchen, „The chokeberry wildcat" (manchmal auch „The chokecherry wildcat"), in welchem die Apfelbeere vorkommt. Ein Jäger beschießt eine Wildkatze mit Apfelbeerker-

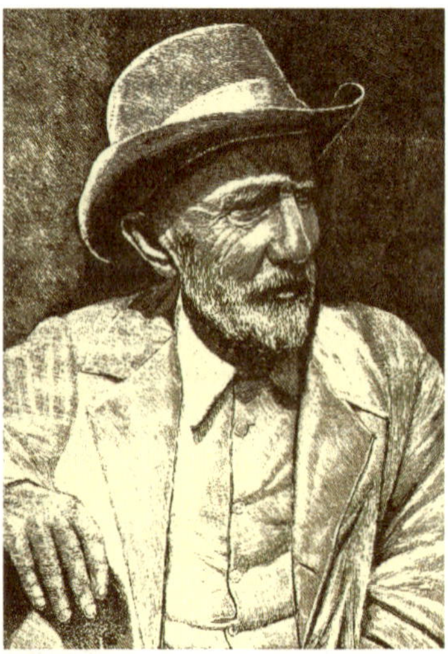

Der russische Obstbaupionier Iwan Wladimirowitsch Michurin (1855 - 1935).

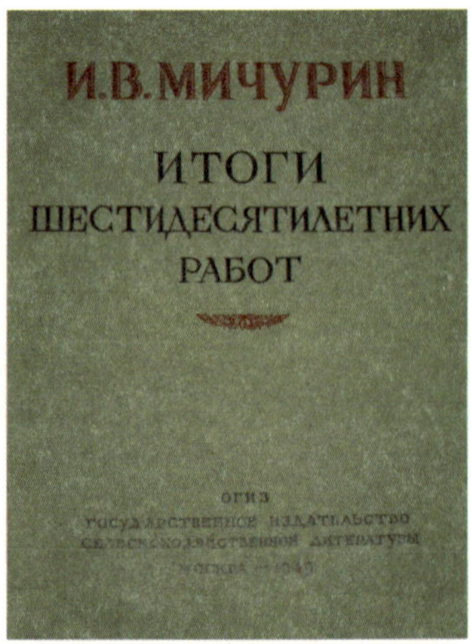

I.V. Michurin: Ergebnisse 60-jähriger Forschung. OGIZ Staatlicher Verlag für landwirtschaftliche Literatur, Moskau 1949.

nen, da ihm die Munition ausgegangen ist. Ein Jahr später trifft er auf einen Apfelbeerstrauch, der wie ein Tier umherschleicht. Er schießt auf den Busch und stellt anschließend fest, dass es sich um die Wildkatze vom Vorjahr handelt, auf deren Kopf ein Apfelbeerstrauch gewachsen ist.

Auf bislang noch ungeklärtem Wege gelangte die Aronia nach Deutschland, von wo aus sie um 1900 von Iwan Wladimirowitsch Michurin nach Russland gebracht wurde. Er verstand es, die Aronia mit allerlei anderen Obstsorten zu kreuzen. Michurin (1855-1935) war ein russischer Botaniker und Pflanzenzüchter, der nach frostresistenten Obstsorten für das kontinentale Klima Russlands suchte. Es gelang ihm, über 300 Sorten zu züchten, die den Obstbau in großen Teilen Russlands überhaupt erst ermöglichten.

Die Aronia führte er ein, weil er hoffte durch Kreuzungsexperimente mit Sorbus (Eberesche) und Mespilus (Mispel) eine süße Vo-

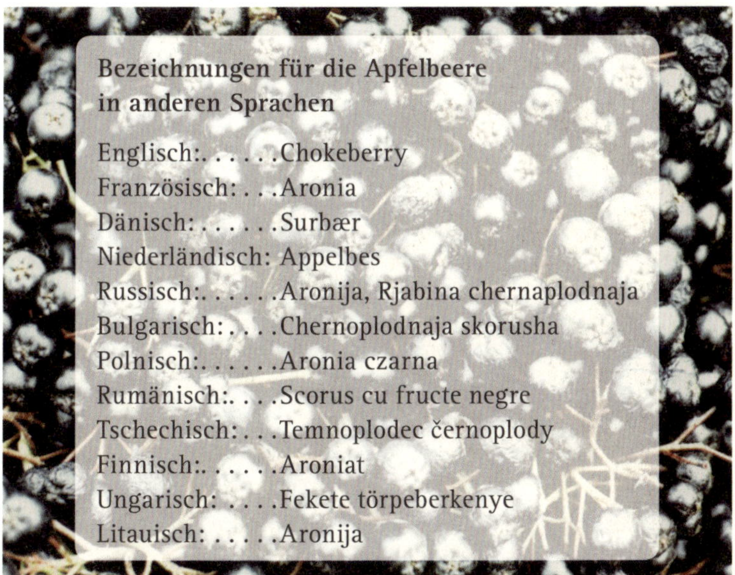

Bezeichnungen für die Apfelbeere in anderen Sprachen

Englisch:. . . . . .Chokeberry
Französisch: . . .Aronia
Dänisch: . . . . . .Surbær
Niederländisch: Appelbes
Russisch:. . . . . .Aronija, Rjabina chernaplodnaja
Bulgarisch:. . . .Chernoplodnaja skorusha
Polnisch:. . . . . .Aronia czarna
Rumänisch:. . . .Scorus cu fructe negre
Tschechisch: . . .Temnoplodec černoplody
Finnisch:. . . . . .Aroniat
Ungarisch: . . . .Fekete törpeberkenye
Litauisch: . . . . .Aronija

gelbeere züchten zu können. So entstanden die schwarzfrüchtigen Ebereschen (Sorbus melanocarpa). Zugleich entdeckte er auch die hohe Frosthärte der Aronia und ihre hervorragende Eignung als Wirtschaftsobst. 1935 gelangte die Apfelbeere durch einen Schüler Michurins in das Altai-Gebiet im russischen Teil Zentralasiens, wo bei Gorno Altaisk die erste Beobachtungspflanzung entstand. Bald nahm man die Aronia aufgrund guter Erfahrungen in das Sortiment der empfohlenen Obstarten für den Altai-Kreis auf.

1946 wurde die Apfelbeere somit eine anerkannte Kulturpflanze. Damit begann ihr Aufstieg. Die Pflanze verbreitete sich rasch über das ganze Gebiet der Sowjetunion und fand auch Eingang in die Kleingärten der Selbstversorger, vor allem auch in den kälteren Regionen Russlands. In den 1970er Jahren setzte sich die Aronia in der Sowjetunion als „Heilpflanze unter den Obstarten" durch. Damit gesellte sie sich zu Arten wie Sanddorn, Berberitze, Felsen-

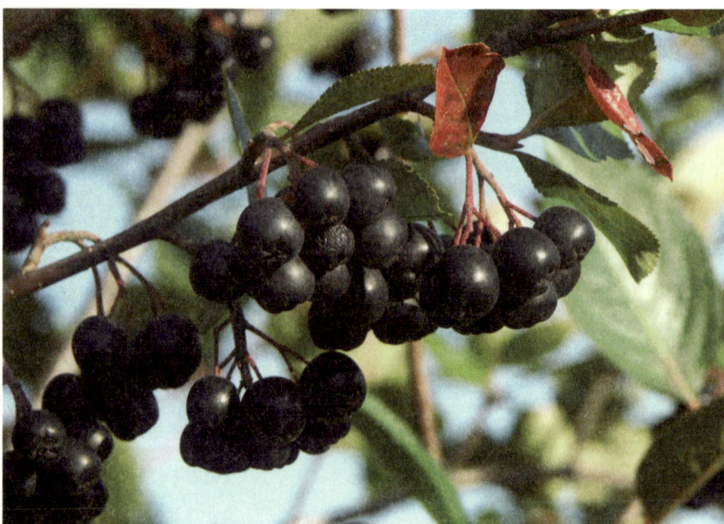

Hervorragende Eignung als Wirtschaftsobst.

birne und Weißdorn. Auch heute noch wird die Frucht vor allem im ehemaligen Ostblock zur Herstellung von blutdrucksenkenden und gefäßstabilisierenden Arzneimitteln verwendet. Ab Mitte der 1960er Jahre gab es in der westsibirischen Stadt Bijsk ein Vitaminwerk, das über dreißig Jahre lang Präparate aus Aronia herstellte. Bis heute wird die Apfelbeere unter anderem auch zur Produktion des gefäßstabilisierenden Medikaments Ascorutin verwendet.

Von der Sowjetunion aus gelangte die Apfelbeere zunächst in zahlreiche osteuropäische Staaten wie Bulgarien, Rumänien, die Tschechoslowakei, Polen, Ungarn und die DDR. Vermutlich über das Baltikum erreichte sie bald auch Skandinavien. Dort wurde die Pflanze durch zahlreiche Züchtungsbemühungen den örtlichen Gegebenheiten angepasst.

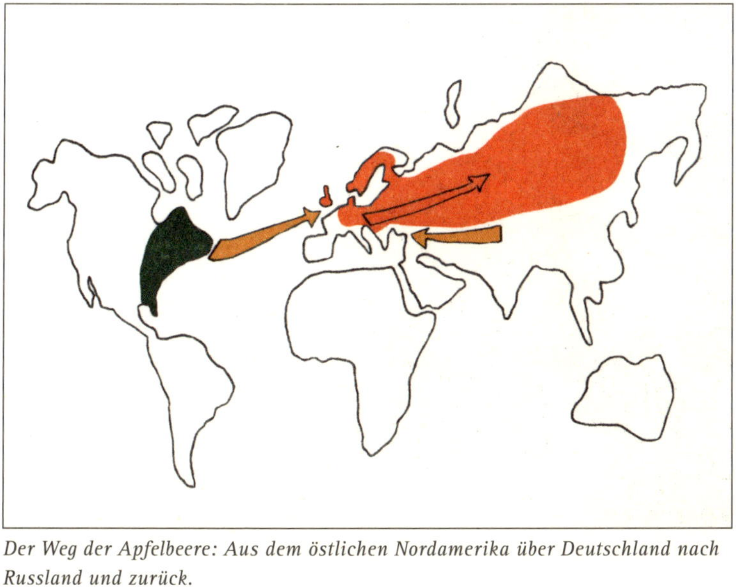

Der Weg der Apfelbeere: Aus dem östlichen Nordamerika über Deutschland nach Russland und zurück.

4. Die Aronia in Deutschland

Auf deutschem Gebiet gibt es derzeit nur zwei nennenswerte Aronia-Plantagen. Die größte Anpflanzung befindet sich in Coswig bei Meißen. Die älteste Plantage Deutschlands liegt bei Schirgiswalde, in der Nähe der sächsischen Stadt Bautzen. Hier wird die Apfelbeere seit 1975 offiziell angebaut, vor der Wende in der GPG Berglandobst - danach Obsthof Stolle. Im Jahr 2007 kultivierte man dort die Aronia auf 15,8 Hektar. Außerdem gibt es auf der Plantage Äpfel (23,6 ha), Erdbeeren (8 ha) und Süßkirschen (17 ha). In einem Interview gewährte der Plantagenbesitzer Bernhard Stolle interessante Einblicke in die Geschichte der Aronia in Deutschland sowie in die gegenwärtige Marktlage.

Die Anfänge des Aronia-Anbaus in Schirgiswalde reichen bis in die 1970er Jahre zurück. Im Rahmen des Obstbauprogrammes der DDR sei es von staatlicher Seite für den damals bestehenden Betrieb, die „Gärtnerische Produktionsgenossenschaft" GPG *Berglandobst* Schirgiswalde, vorgegeben gewesen, 20 Hektar Edeleberesche anzubauen. Die Verarbeitung der Früchte sollte in einem Betrieb in Sohland, einem Nachbarort von Schirgiswalde, erfolgen. Der dortige Betriebsleiter teilte aber den Verantwortlichen der Plantage mit, dass er eine bessere Alternative zu Sorbus (Eberesche) kenne. Und so sei man in die damalige CSSR gefahren, um Aronia zu begutachten. Dies sei - etwa um

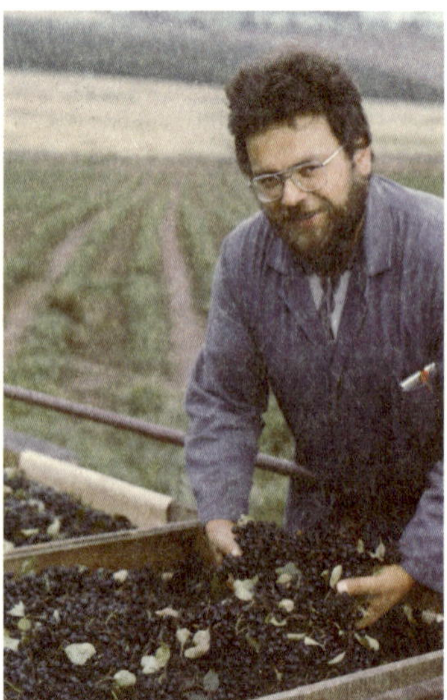

Plantagenbesitzer Bernhard Stolle bei der Aronia-Ernte.

1972 - der entscheidende Impuls zum Aronia-Anbau in Schirgiswalde gewesen. Von tschechischer Seite seien dann auch Reiser, also zur Veredelung benötigte Zweige, geschickt worden. Der Zoll in Dresden habe diese allerdings so lange liegen gelassen, bis sie vertrocknet und damit völlig unbrauchbar gewesen seien. Veredelt wurde dann aber trotzdem, nachdem die Frauen der damaligen leitenden Mitarbeiter der GPG die nötigen Zweige in ihren Reise-Handtaschen auf etwas ungewöhnliche Art, vom Zoll unbemerkt, in die DDR „eingeführt“ hätten.
Die Planwirtschaft der DDR habe die Verwendung der Apfelbeeren-Ernte komplett vorgeschrieben (bilanziert). Vor allem wurden daraus Produkte hergestellt, die im Rahmen des damaligen Delikat-Programmes verkauft wurden. Das waren z.B. eine Fruchtsoße, ein Rahm-Dessert (Fruchtjoghurt), ein Aronia-Schaumwein oder Likör. Solcherlei

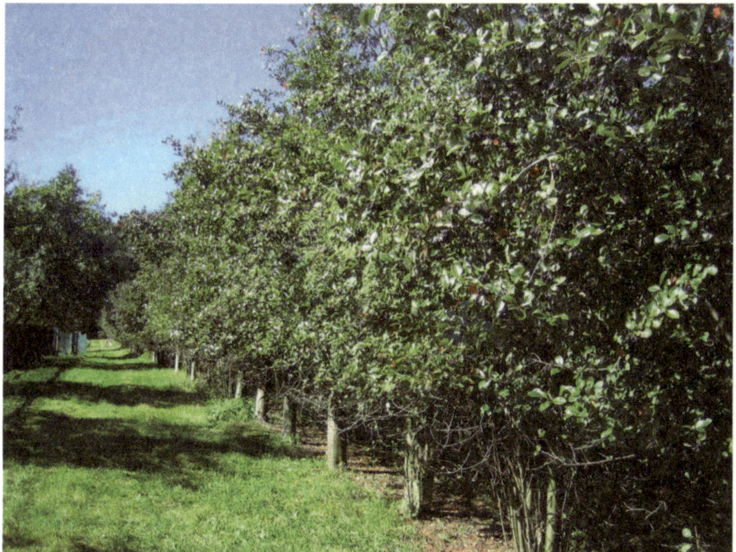

Die Apfelbeeranpflanzung in Schirgiswalde.

Spezialitäten konnte man in den normalen Lebensmittelläden praktisch nicht kaufen. Die DDR-Handelskette „Delikat" führte Waren des gehobenen Bedarfs, vor allem besondere Nahrungs- und Genussmittel aus DDR-Produktion.

Seit der Wende sei die Nachfrage nach Aronia bei Stolle rückläufig. 2006 etwa seien auf der Plantage in Schirgiswalde ca. 80 Prozent, also etwa 60 Tonnen Aronia an den Bäumen hängen geblieben. In Deutschland könne man eben nicht mehr zu osteuropäischen Preisen produzieren. Fördermittel gebe es für den Anbau auch nicht, außer im ökologischen Landbau. Nicht zuletzt deshalb werde die Aronia-Anlage zur Zeit auf biologischen Anbau umgestellt. Gegen tierische Schädlinge und Pilzkrankheiten sei bei der Apfelbeere ohnehin keine Behandlung erforderlich. Als man nämlich auf der Plantage noch versucht habe, Schädlingsbefall in den Griff zu bekommen, habe man mit den eingesetzten Insektiziden lediglich das biologische Gleichgewicht durcheinander gebracht. Deshalb sei es zum verstärkten Auftreten von Obstbauspinnmilben gekommen.

Das Jahr auf den Aronia-Anlagen sei relativ ruhig. Ein jährlicher Schnitt erfolge nicht - das würde sich nicht mehr rechnen. Aus wirtschaftlichen Gründen werde nur das Nötigste unternommen. Im Winter würden nur gebrochene oder hängende Äste entfernt, die ein Durchfahren der Traktoren beim Grasmulchen behindern könnten. Der Schwerpunkt der Aronia-Arbeit liege bei der Ernte, denn hier sei nur Handernte möglich.

Bernhard Stolle weiß auch von interessanten und kuriosen Anfragen zu berichten, auf die man gerne eingehe. So seien schon einmal Aroniafrüchte getrocknet und nach Chile geschickt worden, weil es für lebende Pflanzen dort ein Einfuhrverbot gebe. Mit den Samen in den Früchten konnte man dieses Verbot geschickt umgehen. Ein Arzt aus Bremen habe sich auf der Plantage über Bezugsquellen sachkundig gemacht. Er verordne den Aroniasaft seinen Patienten löffelweise bei Magenschleimhautentzündung. Es gebe auch Kunden, die auf dem Obsthof regelmäßig Saft oder Nektar kaufen. Sie haben die blutdrucksenkende Wirkung von Aroniasaft entdeckt. Seitdem sie diesen regelmäßig trinken, so Stolle, können sie auf blutdrucksenkende Medikamente verzichten.

Auch die verdauungsfördernde Wirkung von Aronianektar sei längst erwiesen.

Die Plantage beliefert zwei Keltereien, die Saft und Nektar herstellen. Auf dem Obsthof selbst wird Konfitüre gekocht und ein Aronialikör hergestellt. Diese Produkte werden im Rahmen des „Ab Hof Verkaufs" (vorwiegend Äpfel) mit angeboten. Auch das Selbstpflücken ist auf dem Obsthof Stolle bei allen Obstarten möglich.

Für die Zukunft würde sich Bernhard Stolle verständlicherweise gerne wünschen, dass auch in Deutschland die gesundheitsfördernden Wirkungen der Aronia stärker in das Licht der öffentlichen Wahrnehmung rückten.

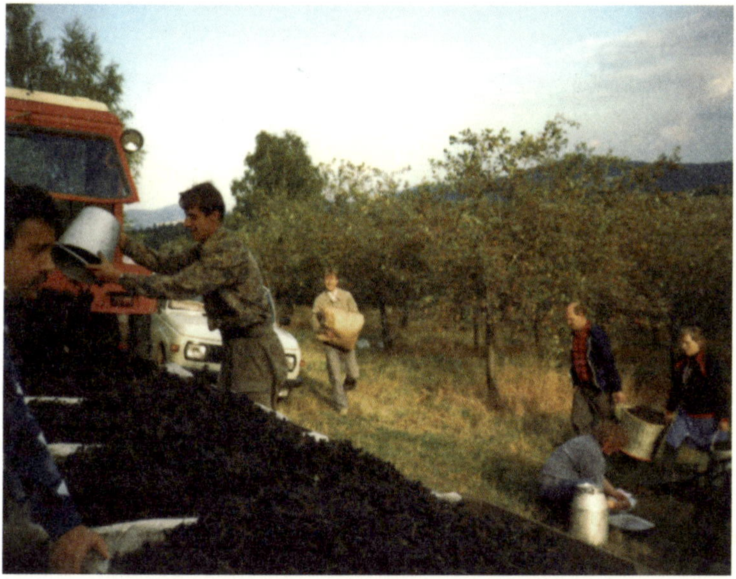

Aronia-Ernte auf der Plantage in Schirgiswalde.

Auf der Aronia-Plantage in Coswig im Landkreis Meißen ist man bemüht, der zunehmenden Nachfrage gerecht zu werden. Hellmuth Schultz, Gesellschafter der Obstbaugemeinschaft *Görnitz, Grosser und Schultz GbR* und zugleich Produktionsleiter für Obst, informierte über Betrieb und Anbau auf Deutschlands größter Aronia-Plantage. Auf etwa 500 Hektar landwirtschaftlicher Nutzfläche werden neben Raps, Getreide und Erbsen zahlreiche Obstsorten angebaut: Äpfel, Süß- und Sauerkirschen, Erdbeeren, Quitten, Johannisbeeren, Heidelbeeren, Himbeeren und Pflaumen, und auf einer Fläche von ca. 33 Hektar auch Apfelbeeren.
Aufgrund des merklich wachsenden Interesses an Aronia-Produkten ist bereits eine Erweiterung der Anpflanzung geplant. Die starke Nachfrage kann derzeit nicht hinreichend gedeckt werden, zumal der Betrieb seit 1992 für 25 Jahre vertraglich an ein Düsseldorfer Unternehmen gebunden ist, das die wertvollen Beeren zu einem Lebensmittelfarbstoff verarbeitet. So bleibt nur ein relativ geringer Teil der Ernte für die Saftherstellung übrig. Sowohl der

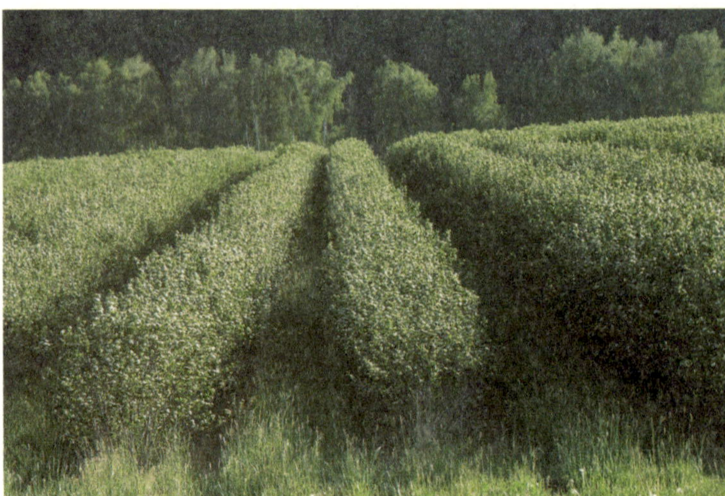

Die Plantage in Coswig.

Saft als auch weitere Aronia-Produkte können neben anderen regionalen Erzeugnissen im Hofladen erworben werden.
In Coswig wird die Apfelbeere etwa seit Anfang der 1980er Jahre angebaut. Die Anpflanzung in Schirgiswalde diente als Vorbild. Zunächst wurden Niederstämme angepflanzt, die man ausschließlich von Hand abernten kann. Zu DDR-Zeiten waren die Kilopreise für Aroniabeeren auch entsprechend hoch. Sieben Mark kostete damals ein Kilo der Apfelbeeeren. Sie wurden zu Fruchtjoghurt und zu einer exquisiten Wildsauce verarbeitet. Damit handelte es sich bei Aroniaprodukten um Luxusgüter, die lediglich in den bereits erwähnten Delikat-Geschäften verkauft wurden.
Nach der Wende brach der Aronia-Markt vollständig zusammen, da die Verarbeitungsbetriebe und somit die Abnehmer aufgelöst wurden. Anpflanzungen wurden daraufhin gerodet. Aber der Vertrag mit dem Düsseldorfer Unternehmen führte dazu, dass die Apfelbeere seit 1993/94 in Coswig doch wieder angepflanzt und kultiviert wird. Damals fiel auch der Entschluss, Aronia-Büsche den Niederstämmen vorzuziehen, was einen erheblichen Vorteil hatte: Nun können die Früchte mit Johannisbeer-Erntemaschinen gepflückt werden. Die maschinelle Ernte ist ab dem vierten, fünften Standjahr möglich. Zwar bleiben beim Einsatz der Maschinen durchschnittlich 20 Prozent der Beeren hängen, doch gewährleistet die Ersparnis an Zeit und Arbeitskräften eine weitaus höhere Wirtschaftlichkeit.
Die Plantage ist nicht eingezäunt und die verbliebenen Früchte dürfen von Privatpersonen kos-

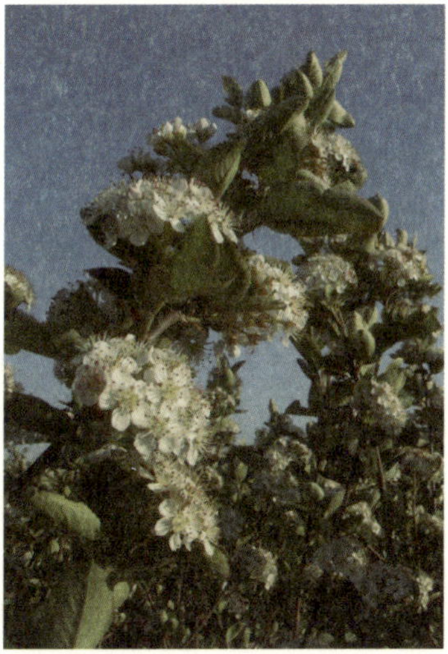

In voller Blüte.

tenfrei geerntet werden. „Was dann noch an den Büschen bleibt, das holen sich die Vögel", erzählt Hellmuth Schultz. Weiter erläutert er, der Herbstschnitt der Büsche könne auch maschinell erledigt werden. Nach dem Laubabwurf begrenze man die Büsche mit Hilfe eines Schnittbalkens seitlich und in der Höhe. Die Aronia benötige aufgrund ihrer Robustheit keinerlei Pflanzenschutzmittel. Mit Schädlingen habe man noch nie Probleme gehabt. Die Pflanzen werden zur Förderung des Wuchses lediglich mit Stickstoff gedüngt. Zusätzlich müsse noch die Unkrautbekämpfung berücksichtigt werden. Aufgrund dieser Maßnahmen handele es sich bei den Beeren nicht um Pflanzen aus Bio-Anbau.

Problematisch sei in manchen Jahren das Elbe-Hochwasser. So sei die Anpflanzung im Jahr 2002 komplett überflutet gewesen. Was einen totalen Ernte-Ausfall bedeutete. Auch im Folgejahr hatte die Plantage sich noch nicht erholt. Die Ernte 2007 sei etwa zu 50 Prozent den Spätfrösten Ende April zum Opfer gefallen. Die ausgesprochene Wärme im Frühjahr hätte dazu geführt, dass die Apfelbeeren frühzeitig blühten, so dass sich die dann folgenden niedrigen Temperaturen verheerend auswirkten. Doch während die Johannisbeerernte so gut wie vollständig zerstört wurde, kam bei den Apfelbeeren immerhin die Hälfte durch.

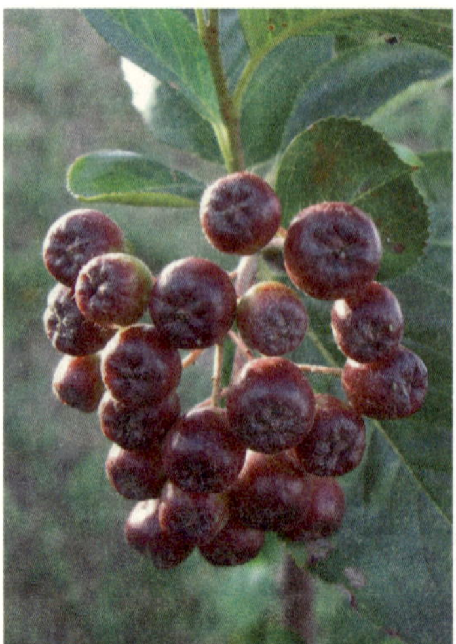

Unreife Früchte.

Ein weiteres Problem drohe der Aronia-Plantage, nämlich die geplante Ostseepipeline, die ab 2010 russisches Erdgas liefern soll. Etwa vier Hektar Sträucher müssten dann gerodet werden, da die Röhre genau mitten durch die Plantage gelegt würde. Aus diesem Grund und wegen des gesteigerten Bedarfes sollen möglichst bald neue Sträucher gepflanzt werden. Bis ein Aroniastrauch voll trägt, müssten allerdings etwa sieben Jahre vergehen.

Trotzdem blicken die Plantagenbetreiber optimistisch in die Zukunft. Die enorm angestiegene Nachfrage freut die Unternehmer doch sehr. Hellmuth Schultz ist selbst begeistert von der Aronia und ihren wertvollen Inhaltsstoffen und wünscht der Aronia weiterhin eine wachsende Popularität.

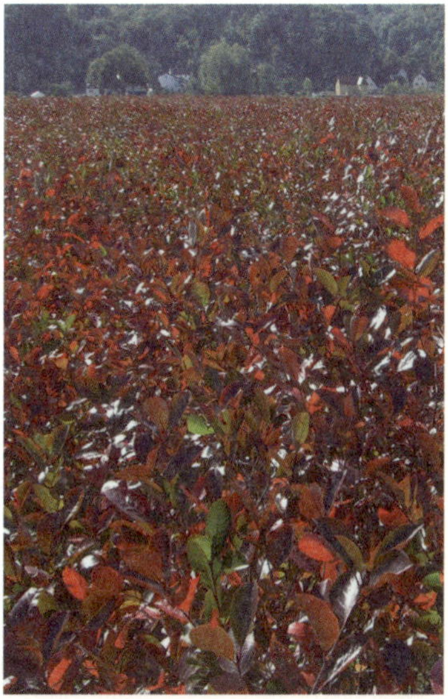

Herbst auf der Plantage in Coswig.

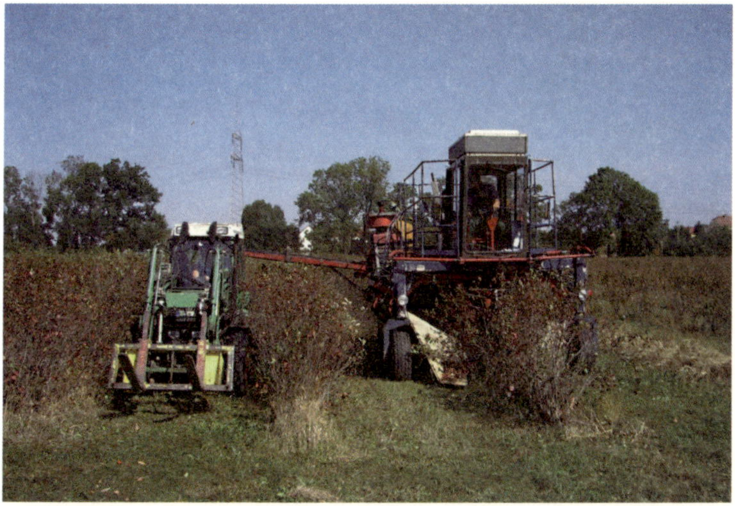

In Coswig können die Aroniabeeren maschinell geerntet werden.

Unweit von Dresden gibt es auch einen der führenden Aronia-Saft-Hersteller: Die Kelterei Walther besteht seit 1927 und zählt zu den ältesten und traditionsreichsten Keltereien in Sachsen. Schon in der vierten Generation werden in Arnsdorf, nahe der Coswiger Aronia-Plantage, Fruchtsäfte und -weine vorwiegend aus heimischem Obst und Gemüse gekeltert.
Aus der Apfelbeere stellt man bei Walther den reinen hundertprozentigen Muttersaft her, der den höchsten Anteil an bioaktiven Wirkstoffen gewährleistet und ungekühlt in der praktischen Saftbox mindestens drei Monate frisch bleibt (vgl. Bezugsquellen im Anhang).
Der direkt aus den Aroniabeeren gepresste, naturreine Saft wird absolut ohne Zusätze abgefüllt. Durch den Ausschluss von Licht und Sauerstoff garantiert die Saftbox auch im geöffneten Zustand die Erhaltung aller Antioxydantien und damit die volle Wirksamkeit sämtlicher Inhaltsstoffe.
Seit August 2006 ist die Kelterei Walther in Arnsdorf zusammen mit den Universitäten Potsdam und Braunschweig, dem Deutschen Institut für Ernährungsforschung Potsdam-Rehbrücke, der Bundesforschungsanstalt für Ernährung und Lebensmittel in Karlsruhe sowie der Breko GmbH in Bremen am Forschungsprojekt „Procyanidine - Vom besseren Verständnis der Wirkung zur Entwicklung funktioneller Lebensmittel" beteiligt. Das Projekt soll etwa drei Jahre dauern und beschäftigt sich mit der systematischen Untersuchung von Procyanidinen. Im Fokus aller Untersuchungen stehen deshalb die Aroniabeere sowie Traubenerzeugnisse, die reich an Procyanidinen sind.
[Kontakt: Prof. Dr. Sabine E. Kulling (Projektkoordinatorin), Lehrstuhl für Lebensmittelchemie, Institut für Ernährungswissenschaft, Universität Potsdam]

5. Medizinische Nutzung. Warum ist die Aronia so gesund?

In den letzten Jahren hat man sich wieder verstärkt der medizinischen Nutzung von Pflanzen zugewandt. Exotischen Gewächsen wird hierbei eine besondere Heilkraft zugeschrieben. Bekanntere Beispiele aus jüngster Zeit sind Noni, Guarana und Aloe Vera. Selbst züchten kann man diese Pflanzen kaum, oder nur unter erheblichem gärtnerischen Aufwand.
Wenig bekannt ist hingegen, dass es solche „Wunderpflanzen" auch unter unseren einheimischen Gewächsen gibt. So wird die Apfelbeere, wie bereits erwähnt, neben Wildfrüchten wie Sanddorn, Weißdorn und Berberitze in Russland schon seit Jahrzehnten den Heilpflanzen zugeordnet.

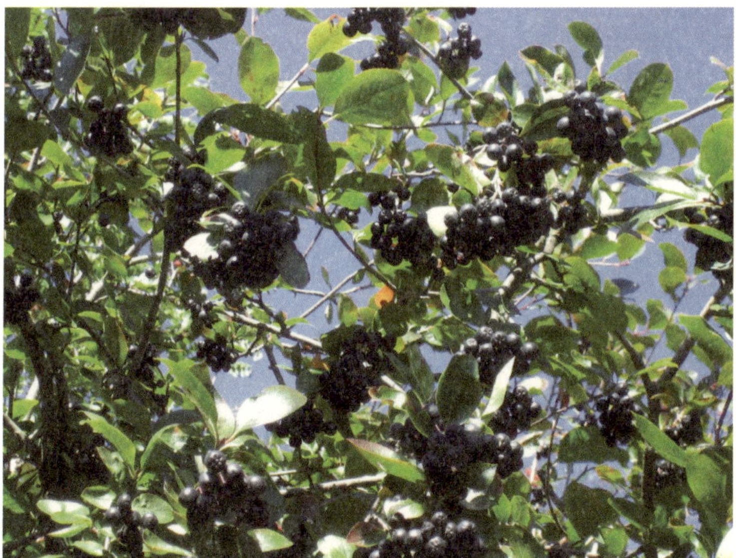

Heilkraft aus dem eigenen Garten: Aroniabeeren kurz vor der Ernte.

In Deutschland ist sie als Heilpflanze noch wenig bekannt, obwohl wissenschaftliche Studien eindeutig den gesundheitlichen Wert einiger ihrer Inhaltsstoffe belegen. David Bell und Kristin Gochenaur von der Indiana University in den USA bewiesen beispielsweise in Versuchen an Schweinen die ausgesprochen entspannende Wirkung von Aronia-Extrakt auf die Herzkranzgefäße. Da die Herz-Kreislauf-Systeme von Schweinen und Menschen sich sehr ähnlich sind, kann man davon ausgehen, dass die Ergebnisse auch auf den Menschen übertragbar sind.

Interessant ist in diesem Zusammenhang vor allem der hohe Gehalt an Anthocyanen und an Procyanidinen, die aufgrund ihrer medizinischen Wirksamkeit von großer Bedeutung sind. Bevor sie hier in den Mittelpunkt des Interesses rücken, soll zunächst einmal auf wichtige Vitalstoffe in unserer Ernährung sowie auf wertvolle Inhaltsstoffe der Aronia eingegangen werden.

Mineralstoffe

Bei den Mineralstoffen handelt es sich um chemische Verbindungen, die man auch Salze nennt. Sie kommen in allen Organen, Körperflüssigkeiten, Geweben und Knochen vor. Um ein optimales Funktionieren dieser Strukturen gewährleisten zu können, müssen wir dem Körper täglich eine ausreichende Menge an Mineralstoffen zuführen.

Mineralstoffe werden in *Mengenelemente* (Natrium, Magnesium, Kalium, Kalzium, Phosphor, Chlor, Schwefel) und *Spurenelemente* (Eisen, Jod, Fluor, Zink, Mangan, Selen, Silizium, Kupfer, Molybdän, Chrom, Nickel, Kobalt, Vanadium) unterteilt.

Mengenelemente kommen aber - im Gegensatz zu Spurenelementen - in weitaus größeren Anteilen im menschlichen Körper vor, nämlich mehr als 50 Milligramm pro Kilogramm Körpergewicht. Auch der tägliche Bedarf an diesen Stoffen ist entsprechend höher. Bei einer ausgewogenen Ernährungsweise bekommt der Körper ausreichend Mineralstoffe zur Verfügung gestellt. Mängel entstehen vor allem durch die heutige Ernährungsweise, die industriell verarbeitete Lebensmittel bevorzugt. Diese aber verlieren während der Verarbeitung die meisten Vitamine und Mineralstoffe. Deswegen ist es wichtig, Nahrung möglichst in ihrer ursprünglichsten Form zu konsumieren. Eine Zufuhr von Mineralstoffen durch synthetische Präparate ist dann im Normalfall gar nicht erforderlich. Sie kann sich unter Umständen sogar gesundheitsschädigend auswirken. Beispielsweise bedingt der in unserer industrialisierten Gesellschaft weit verbreitete übermäßige Konsum von Kochsalz (Natriumchlorid) erwiesenermaßen erhöhten Blutdruck. Ein Zuviel an Phosphor, das u.a. in Cola, Wurstwaren, Fertig-Kartoffelbrei und vielen anderen industriell gefertigten Produkten enthalten ist, führt zu Störungen des Kalziumstoffwechsels und zu einer verminderten Aufnahmefähigkeit für Mangan.

Spurenelemente kommen im Körper nur in Spuren vor und sind auch nur in Spuren notwendig. Allerdings kann ein Fehlen zu schweren körperlichen Schäden führen. Eisenmangel verursacht auf Dauer Anämie, Jodmangel ruft Stoffwechselstörungen hervor.

Eine Unterversorgung mit Spurenelementen kann durch vermehrtes Schwitzen, Durchfallerkrankungen, Stoffwechselerkrankungen, regionale Gegebenheiten (z.B. niedriger Jodgehalt der Luft in küstenfernen Regionen) und unausgewogene Ernährung zustande kommen. Auch für Spurenelemente gilt aber die Regel: Zuviel ist schädlich!

Man braucht sich aber kaum Sorgen wegen einer eventuellen Fehlversorgung mit Mineralstoffen zu machen. Eine vernünftige Ernährungsweise mit möglichst vielen frischen und selbst zubereiteten Speisen gewährleistet in der Regel eine optimale Zufuhr.

Die Aronia-Früchte enthalten vor allem *Eisen*, ca. zwölf Millligramm in 100 Milliliter Saft, und *Jod*, ca. 0,0064 Milligramm in

100 Milliliter. Diese Werte können unterschiedlich ausfallen, da sie von Sorte, Erntezeitpunkt, Lagerung und anbaulichen Faktoren, vor allem vom Standort, abhängen.

Das Spurenelement *Eisen* ist für den Stoffwechsel lebenswichtig. Ungefähr 75 Prozent des Eisens wird als Bestandteil des roten Blutfarbstoffes Hämoglobin im menschlichen Organismus gebraucht. Damit ist es für den Sauerstofftransport von den Lungen ins Blut, in alle Organe und in die Muskeln zuständig. Außerdem ist Eisen Bestandteil zahlreicher Enzyme, die an der Energiegewinnung teil haben. Eine ausreichende Versorgung des Körpers mit Eisen ist unerlässlich, damit er widerstandsfähig gegen Stress und Krankheiten ist. Insbesondere junge Frauen leiden aufgrund der Blutverluste in der Menstruation häufig unter Eisenmangel. Bis zu den Wechseljahren ist der Eisenbedarf bei Frauen um etwa 50 Prozent erhöht, während Schwangerschaft und Stillzeit selbstverständlich noch mehr. Auch Menschen, die unter einer auszehrenden Krankheit wie zum Beispiel Krebs leiden, haben einen höheren Bedarf. Andererseits sollte man ohne ärztliche Untersuchung auf keinen Fall zu Eisenpräparaten greifen, da eine Überversorgung zur vermehrten Bildung gefährlicher Sauerstoff-Radikale, also aggressiver Verbindungen, führen kann. Und dies wiederum erhöht das Herzinfarkt- oder Krebs- Risiko. Mit einem Blutbild-Test lässt sich ein Eisenmangel feststellen. Typische Symptome dafür sind Müdigkeit, Kopfschmerzen, Schlafstörungen, Herzjagen, brüchige Fingernägel oder gar Anämie.
Relativ viel Eisen ist in Soja, Fleisch, Eiern, Schalentieren, Kartoffeln, Trockenobst, Nüssen, Sesam, grünem Blattgemüse, Karotten, Pilzen und auch in der Aronia enthalten. Man sollte zudem auf eine positive Beeinflussung der Eisenaufnahme achten. Vitamin-C-haltige Getränke *vor* dem Essen wirken sich günstig aus, Gerbstoffe, die z.B. in schwarzem Tee, Kaffee und Rotwein vorkommen, können die Eisenaufnahme erschweren.

Jod befindet sich als Bestandteil von Hormonen vor allem in der Schilddrüse und ist für die Regulation von Stoffwechselprozessen, wie zum Beispiel Zellwachstum und Zellteilung verantwortlich. Dieses Spurenelement kommt auch in der Muttermilch vor und wird für die körperliche Entwicklung benötigt, was die Bedeutung des Stillens unterstreicht. Darüber hinaus wirkt Jod kreislaufstimulierend.

Ballaststoffe

Ballaststoffe sind Pflanzenbestandteile, die nicht verdaut werden können, da sie aus Kohlenhydraten bestehen, die der menschliche Organismus nicht zerkleinern kann. Deswegen wurden sie lange Zeit als reiner „Ballast“ abgetan. Ihre Fähigkeit, sehr viel Wasser an sich zu binden, hat sich als ausgesprochen positiv für die Darmtätigkeit erwiesen. Seit Beginn der 1980er Jahre wurde in dieser Richtung viel Forschung betrieben und man kam zum Ergebnis, dass Ballaststoffe einen überaus wichtigen Bestandteil unserer Ernährung bilden.
Sie quellen im Magen auf und führen dadurch zu einem Sättigungsgefühl: 50 Gramm Ballaststoffe können 200 bis 300 Gramm Wasser aufnehmen. Diese Tatsache kommt nicht nur den Menschen zu Gute, die auf ihr Gewicht achten möchten, sondern hat auch den positiven Effekt, dass mit dem aufgenommenen Wasser zahlreiche Giftstoffe aus dem Körper befördert werden. Zudem wird der Zucker bei Ballaststoffen langsam abgegeben, so dass der Blutzuckerspiegel länger konstant bleibt. Dies kann das Risiko an Diabetes Typ 2 zu erkranken absenken.
Von zentraler Bedeutung sind Ballaststoffe vor allem als natürliche Abführmittel. Pflanzliche Kost ist allgemein sehr ballaststoffreich. Laut der Deutschen Gesellschaft für Ernährung sollte man täglich 30 bis 40 Gramm Ballaststoffe zu sich nehmen. Dies entspricht etwa der Menge, die in acht Scheiben Vollkornbrot enthalten ist. Die meisten Menschen in Deutschland nehmen allerdings

nur etwa 20 Gramm täglich zu sich. Schuld daran ist vor allem das veränderte Essverhalten. Industriell gefertigte Nahrung ist meist extrem ballaststoffarm. Der wichtigste Ballaststofflieferant ist Getreide. Daneben enthalten aber auch Obst und Gemüse diese wertvollen Stoffe. Zu den Ballaststoffen gehören Zellulose, Pektin und Lignin. Die Aroniabeere enthält vor allem Pektin.

Vitamine

Dass Vitamine gesund sind, ist allgemein bekannt. Der Tatsache, dass sie sogar lebenswichtig sind, weil sie für zahlreiche Stoffwechselvorgänge benötigt werden, wird allerdings vielfach durch die Ernährungsweise nicht Rechnung getragen. Da der menschliche Organismus die meisten Vitamine nur in unzureichendem Umfang selbst herstellen kann, ist eine tägliche Zufuhr durch die Nahrung erforderlich. Obwohl extreme Vitaminmangelerkrankungen wie Skorbut (Vitamin C), Rachitis (Vitamin D) und Beriberi (Vitamin B1) in Industrieländern weitgehend der Vergangenheit angehören, leiden doch viele Menschen an einer Unterversorgung mit Vitaminen, die sich in Form von Müdigkeit, Konzentrationsstörungen, Kopfschmerzen, Hautveränderungen und Magen-Darm-Störungen äußern können. Vor allem Menschen mit einem erhöhten Vitaminbedarf, wie etwa Schwangere, Stillende, Raucher oder Jugendliche im Wachstum, sollten auf eine ausreichende Zufuhr achten.

Es gibt 13 lebenswichtige Vitamine, die in wasserlösliche und fettlösliche unterteilt werden.

Fettlösliche Vitamine kann der Körper speichern, wasserlösliche werden bei überhöhter Zufuhr über den Urin wieder ausgeschieden. Diese Tatsache verhindert zwar häufig eine Unterversorgung mit fettlöslichen Vitaminen, lässt aber die Gefahr einer Vergiftung durch Überdosierung aufkommen. Deswegen ist bei Präparaten, die fettlösliche Vitamine enthalten Vorsicht geboten!

Fettlösliche Vitamine sind die Vitamine A, D, E, K. Vitamin D stellt der menschliche Organismus mit Hilfe von UV-Licht, das heißt unter Einfluss von Sonneneinstrahlung, weitgehend selbst her. Die Aroniabeere enthält die Vitamine A (Provitamin A, 1,1 - 2,4 g/100 ml Saft), E (0,8 - 3,1 g) und K (0,8 - 1,0 g).

Vitamin A kommt als Retinol in tierischen Organismen vor und ist als Vorstufe (Provitamin A) bekanntlich in Möhren in Form von Carotin enthalten. Es ist in der Lage freie Radikale, aggressive Substanzen, auf die später noch näher eingegangen wird, zu binden und somit unschädlich zu machen. Damit schützt es vermutlich vor einigen Krebserkrankungen. Daneben fördert es die Sehkraft und kräftigt Haare, Haut und Zähne.

Vitamin E umfasst eine Gruppe von insgesamt acht Stoffen, die Tocopherole. Diese Stoffe wirken weitgehend antioxidativ. Sie schützen Fette, andere Vitamine, Hormone und Enzyme vor der Zerstörung durch freie Radikale.

Vitamin K ist am Aufbau der Blutgerinnungsfaktoren beteiligt und fördert somit die Blutgerinnung. Es spielt gemeinsam mit Vitamin D eine wichtige Rolle beim permanenten Auf- und Umbau der Knochen.

Die **wasserlöslichen Vitamine** sind Vitamin B1 (Thiamin), B2 (Riboflavin), B3 (Niacin), B5 (Pantothensäure), B6, B7 (Vitamin H oder Biotin), B9 (Folsäure), B12 und Vitamin C.

Die Apfelbeere enthält die wasserlöslichen Vitamine B1, B2 und Vitamin C.

Vitamin B1 oder Thiamin ist maßgeblich an zahlreichen Prozessen der Energiegewinnung aus Kohlenhydraten beteiligt. Zudem ist diese Stoffgruppe von großer Bedeutung für das Nervensystem und für die Erregungsübertragung von Nerven auf Muskeln.

Vitamin B2 (Riboflavin) ist Bestandteil zahlreicher Enzyme und Radikalfänger. Es ist an den Auf- und Abbauprozessen von Eiweißen und Fetten beteiligt und daher in allen lebenden Zellen vorzufinden. Außer in Früchten, ist es in beinahe allen Lebensmitteln enthalten. Deswegen sind Mangelerscheinungen in unseren Breiten kaum bekannt.

Vitamin C oder Ascorbinsäure, ist vor allem für seine Fähigkeit die Abwehrkräfte zu steigern bekannt. Es kurbelt den Zellstoffwechsel an und fungiert als Radikalfänger. Da es zu den wasserlöslichen Vitaminen gehört, wird es bei Überdosierung über den Urin ausgeschieden. Hohe Gaben nützen also nicht viel. Stattdessen sollte man darauf achten, Vitamin C über die Nahrung kontinuierlich aufzunehmen.

Sekundäre Pflanzenstoffe

Den bisher eingeführten bioaktiven Stoffen kommen wichtige Aufgaben im menschlichen Körper zu. Neben den bereits genannten Mineralstoffen, Ballaststoffen und Vitaminen, gibt es noch eine Stoffgruppe, die von außerordentlicher Bedeutung für die Gesundheit ist. Es sind die sogenannten sekundären Pflanzenstoffe, die so heißen, weil sie im Gegensatz zu den primären Pflanzenstoffen nicht dem Wachstum dienen, sondern für die Fortpflanzung und die Verteidigung der Pflanze zuständig sind. Es sind Farb-, Gift-, Duft- oder Geschmacksstoffe, die entweder Schädlinge in die Flucht schlagen, oder Insekten anlocken, die dann für die Fortpflanzung sorgen. Früher war man der Ansicht, dass Stoffe, die durch ihre „Giftigkeit" Pflanzenschädlingen den Garaus machten, auch für Menschen gefährlich wären. Diese Auffassung begann sich mit dem Beginn der 1990er Jahre zu ändern, als amerikanische Wissenschaftler im Rahmen von Ernährungsstudien feststellten, dass Menschen, die mehr Obst und Gemüse aßen, eine geringere Krebsanfälligkeit zeigten. Nur mit der Wirkung der Vitamine konnte man dieses Ergebnis jedoch nicht erklären. Man kam zu dem Schluss, dass auch die sekundären Pflanzenstoffe den menschlichen Organismus zu einer verstärkten Enzymproduktion anregten.

Die wichtigsten sekundären Pflanzenstoffe sind:

- Carotinoide (Farbstoffe wie Beta-Carotin, Lycopin und Lutein kommen zum Beispiel in Tomaten oder Karotten vor)
- Polyphenole (u.a. Flavonoide und Phenolsäuren wirken v.a. antioxidativ und sind beispielsweise in roten und blauen Früchten, Beeren und Nüssen enthalten)
- Glucosinolate (Geschmacksstoffe, die z.B. dem Senf seine Schärfe geben, antioxidativ wirken und den Hormonhaushalt ausbalancieren)
- Terpene (Geruchsstoffe, die z.B. in Lavendel und Basilikum vorkommen; entgiften die Leber und machen Nitrosamine unschädlich)
- Phytoöstrogene (Pflanzenhormone wie Isoflavonoide und Lignane kommen vor allem in Sojaprodukten vor; wirken antioxidativ und können, in moderaten Mengen genossen, zu einem ausgewogenen Hormonhaushalt beiragen)
- Phytosterine (Bestandteile der pflanzlichen Zellmembranen, die in Pflanzen in etwa die gleichen Aufgabe erfüllen, wie Cholesterol im menschlichen Körper; durch ihre Anwesenheit wird die Cholesterinaufnahme im menschlichen Darm gesenkt, da es an die Stelle von Cholesterol tritt; Phytosterine kommen vor allem in fettreichen Pflanzenteilen, z.B. in Sonneblumenkernen, Sesam etc. vor)
- Protease-Inhibitoren (enthalten z.B. in Sojaprodukten; sie blockieren die Arbeit einiger Enzyme und tragen damit vermutlich zur Krebsvorsorge bei)
- Saponine (seifenähnliche Defensivstoffe bestimmter Pflanzen, die z.B. vor Pilzbefall schützen; v.a. in Hülsenfrüchten enthalten, binden sie u.a. Cholesterin)
- Sulfide (Geruchsstoffe, z.B. das Allinin im Knoblauch; Sulfide wirken antibiotisch, antiviral und antioxidativ)

Diese Übersicht gewährt nur einen kleinen Einblick in die vielfältigen gesundheitsfördernden Fähigkeiten der sekundären Pflanzenstoffe.
Im folgenden Abschnitt sollen nun zwei Vertreter aus der Gruppe der Polyphenole im Vordergrund stehen, da sie in der Aronia in besonderem Maße enthalten sind:

Anthocyane und Procyanidine

Der Name der Anthocyane stammt aus dem Griechischen. *Anthos* bedeutet Blüte oder Blume, *kyaneos* dunkelblau. Es handelt sich um eine Gruppe wasserlöslicher Pflanzenfarbstoffe, die in fast allen Pflanzen vorkommen. Diese Farbstoffe verleihen den Pflanzen oder Teilen von ihnen ihre rote, violette, blaue oder blauschwarze Färbung. Deshalb finden sie in der Lebensmittelchemie vor allem als natürliche Farbstoffe Verwendung, zum Beispiel zur Färbung von Fruchtgelees, Süßwaren, Brause, Marmelade, Obstkonserven, Gebäck und Speiseeis.
Die Anthocyane reihen sich in die größere Gruppe der Flavonoide ein. Heute sind etwa 250 verschiedene Arten von Anthocyanen bekannt.
Anthocyane befinden sich nur im Zellsaft von Landpflanzen, jedoch nicht in Tieren, Mikroorganismen und Wasserpflanzen, denn um Anthocyane herzustellen, muss in einer Pflanze auch Photosynthese betrieben werden. Je nach Art der Pflanze können sie in jedem Pflanzenteil vorkommen. Man findet sie allerdings vorwiegend in Blüten und Früchten, aber auch in Blättern und Wurzeln.
Das Farbspektrum der Anthocyane reicht von blau bis rot. Alle natürlichen Farben sind hier möglich - bis auf grün. Die Färbung ist interessanterweise von der Umgebung abhängig. Auf diese Weise kann man schon von außen annähernd herausfinden, ob eine Frucht eher sauer oder süß ist. In sauren Pflanzen findet man eher Rotfärbungen, in basischen überwiegen blau und violett. Ein Beleg dafür wäre zum Beispiel das Experiment, das uns noch aus

der Schule vertraut ist: Rotkohlsaft wird von Säure hellrot gefärbt. Man spricht hier von einer sogenannten Indikatorwirkung.

In bestimmten Pflanzen sind Anthocyane sehr stark vertreten. In einem Kilogramm Brombeeren findet man etwa 1,5 Gramm. Besonders stark sind sie in der Apfelbeere enthalten, hier schwankt der Anteil zwischen zwei und zehn Gramm pro Kilogramm Beeren. Weitere anthocyanreiche Pflanzen sind zum Beispiel Kirschen, Auberginen, blaue Trauben, Heidelbeeren, Rotkohl und Usambaraveilchen. Diese Früchte beziehungsweise Blüten, sind tiefrot bis blauschwarz gefärbt und neigen zum Abfärben. In hellen oder auch grünen Früchten, wie zum Beispiel Bananen, Spargel, Erbsen, Fenchel, Birnen und Kartoffeln, befinden sich allerdings kaum Anthocyane.

Bei der Aronia enthalten nicht nur die Früchte Anthocyane, sondern auch die Blätter. Wenn im Herbst die Photosynthese eingestellt wird und sich kein grünes Chlorophyll mehr bilden kann, treten andere Pflanzenfarbstoffe wie beispielsweise die Anthocyane verstärkt hervor. Die Blätter erstrahlen in einem tiefen Rot.

Bei jungen Pflanzen, die noch nicht ausreichend Chlorophyll produzieren können, werden vermehrt Anthocyane gebildet, um die Zellen besser gegen das aggressive UV-Licht schützen zu können.

Eine Schädigung der Proteine und der DNA im Zellkern wird verhindert. Experimentell konnte nachgewiesen werden,

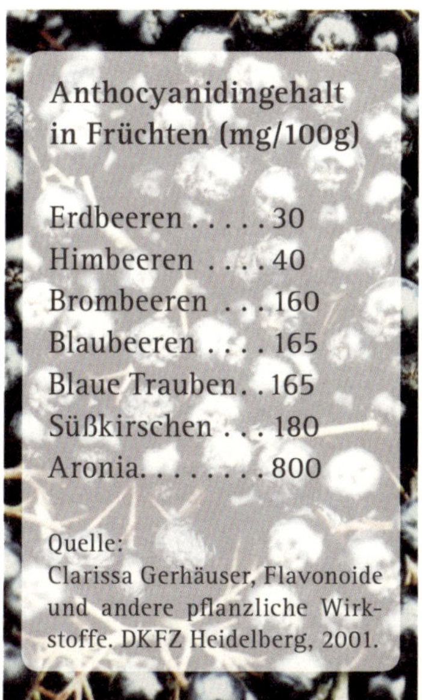

Anthocyanidingehalt in Früchten (mg/100g)

Erdbeeren	30
Himbeeren	40
Brombeeren	160
Blaubeeren	165
Blaue Trauben	165
Süßkirschen	180
Aronia	800

Quelle:
Clarissa Gerhäuser, Flavonoide und andere pflanzliche Wirkstoffe. DKFZ Heidelberg, 2001.

dass bei radioaktiver Bestrahlung sowie bei erhöhter Bestrahlung durch UV-Licht, Pflanzen mehr Anthocyane produzieren. Zudem führen diese Farbstoffe dazu, dass Insekten und andere Tiere durch die Färbung angelockt werden und somit zur Verbreitung der Pflanze beitragen. Eine weitere wichtige Aufgabe, die Anthocyane erfüllen, ist der Schutz der Zellen vor instabilen Sauerstoffverbindungen. Sie binden diese sogenannten freien Radikale und machen sie damit unschädlich. *Freie Radikale* sind, vereinfacht ausgedrückt, chemisch aggressive Zellgifte, die Zellen beziehungsweise Zellmembranen angreifen und zerstören können.
Zum Zellschutz tragen auch die Procyanidine bei. Procyanidine (oder Proanthocyanide) besitzen Gerbstoffeigenschaften und sind damit für den adstringierenden Geschmack der Beeren verantwortlich. Innerhalb der Pflanze wirken sie antimikrobiell und helfen ihr u.a. dabei, sich vor Fäulnis zu schützen. In besonderem Maße sind sie in den Früchten und in der Maische der Aronia enthalten. Der Saft enthält weniger Procyanidine. (Oszmianski, Jan 2005)
Vor allem dass sie die Eigenschaft besitzen, freie Radikale binden zu können, macht die Anthocyane und die Procyanidine interessant für die Medizin. Im folgenden Abschnitt soll nun auf die Physiologie und den gesundheitlichen Nutzen dieser beiden Stoffgruppen eingegangen werden.
Zu diesem Zweck seien zunächst einige wichtige Begriffe erörtert, die ein tieferes Verständnis der Wirkweise dieser sekundären Pflanzenstoffe ermöglichen.
Wie soeben erläutert, sind die Anthocyane und Procyanidine *Radikalfänger*, die auch als *Antioxidantien* bezeichnet werden. Freie Radikale sind extrem instabil und damit reaktionsfreudig, da es sich bei ihnen um Atome oder Moleküle handelt, die ein oder mehrere ungepaarte (= freie) Elektronen besitzen. Und weil einsame Elektronen bestrebt sind, ein Elektronenpaar zu bilden, lösen sie häufig eine Kettenreaktion aus, der dann wichtige zelluläre Verbindungen zum Opfer fallen. Besonders gefährlich ist auch ihre

Fähigkeit, die DNS anzugreifen und zu zerstören, denn damit tragen sie unter anderem zur Entstehung von Krebs bei. Mit diesen aggressiven Stoffen setzt sich der menschliche Körper täglich auseinander. In einem gewissen Ausmaß wird ein gesunder Organismus auch problemlos mit den freien Radikalen fertig, er benötigt sie sogar für sein eigenes Abwehrsystem, um gegen Bakterien, Viren und defekte Zellen vorzugehen.

In der heutigen Zeit führen allerdings zahlreiche Umwelteinflüsse dazu, dass verstärkt freie Radikale entstehen. Intensive Sonnenbäder (UV-Licht), Smog, Medikamente, Asbest, ionisierende Strahlung aus Fernseher, Computerbildschirm oder Handy, falsche Ernährungsweisen - vitaminarm und reich an tierischen Fetten und Zucker, Umwelt- und Genussgifte - insbesondere Alkohol und Zigarettenrauch - sowie negativer Stress begünstigen die Entstehung dieser aggressiven Zellgifte.

Überwiegen die von freien Radikalen verursachten oxidativen Reaktionen, so spricht man von *oxidativem Stress*.

Freie Radikale und der dadurch bedingte oxidative Stress sind als wichtige gesundheitsschädigende Faktoren erkannt worden. Vor allem im Zusammenhang mit der Entstehung von Krebs finden die reaktionsfreudigen Zellgifte aufgrund ihres degenerativen Potenzials häufig Erwähnung. Sogar der Zellalterungsprozess und damit das Altern des Menschen an sich, hängt mit dem negativen Einfluss der freien Radikale und dem daraus resultierenden oxidativen Stress zusammen. Auch eine verstärkte Neigung zu Herzinfarkt und Arteriosklerose gehen auf ihr Konto.

Um gezielt gegen ein Zuviel an freien Radikalen vorzugehen, ist es wichtig, sich möglichst viele Radikalfänger zuzuführen, um oxidativen Stress zu vermeiden und ein gesundes Gleichgewicht zu wahren. Je ungesünder die Lebensumstände sind, wie etwa bei Rauchern, desto mehr Antioxidantien werden benötigt.

Neben einer gesunden Ernährung sind aber auch andere Faktoren wichtig: möglichst viel Bewegung an der frischen Luft, körperli-

che und geistige Erholungspausen und eine ausreichende Flüssigkeitszufuhr. Diese vorbeugenden Maßnahmen können einen guten Schutz vor zahlreichen Zivilisationskrankheiten bieten.
Wer aber bereits unter Beschwerden leidet, muss unbedingt bedenken, dass eine Selbstbehandlung zwar häufig sinnvoll sein kann, im Ernstfall aber den Gang zum Arzt nicht ersetzt.

Medizinische Wirksamkeit

Hauptsächlich im osteuropäischen und im US-amerikanischen Raum sind bereits zahlreiche Studien erschienen, die die medizinische Wirksamkeit der Apfelbeere belegen. Mittlerweile wird die Aronia aber auch in Deutschland hinsichtlich ihrer pharmakologischen Eigenschaften untersucht. Vor allem an der Universität Postdam und an der Universität Heidelberg beschäftigten sich bisher Wissenschaftler mit den Möglichkeiten der medizinischen Nutzung der Aronia.
Seit 2006 läuft ein wissenschaftliches Projekt, ausgeschrieben vom Bundesministerium für Bildung und Forschung und vom Bund bezuschusst mit 700.000 Euro: *„Procyanidine – Vom besseren Verständnis der Wirkung zur Entwicklung funktioneller Lebensmittel“* hat zum Ziel, die Inhaltsstoffe der Aronia zu untersuchen.
Projektkoordinatorin an der Universität Potsdam ist die Lebensmittelchemikerin Prof. Dr. Sabine E. Kulling. Wie die Dresdner Neuesten Nachrichten (11./12.8.07) berichteten, geht sie davon aus, dass die Inhaltsstoffe der Aronia, insbesondere die sekundären Pflanzenstoffe, eine vorbeugen-

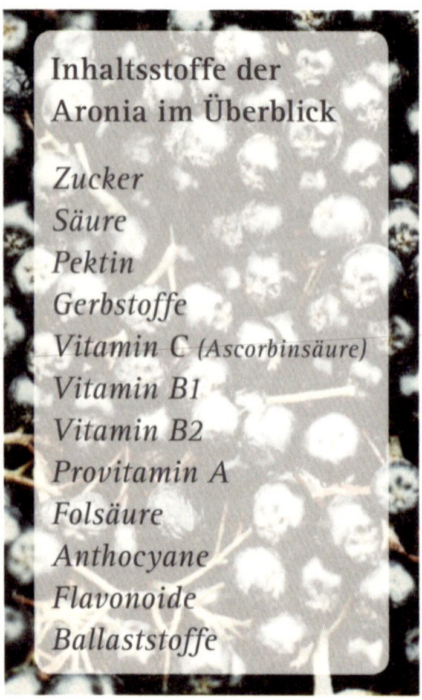

de Wirkung gegen Darmkrebs und positive Auswirkungen auf den Blutzuckerspiegel und den Fettgehalt im Blut haben können.
Ziel des Forschungsprojektes ist es vor allem, die Wirkung der in der Aronia enthaltenen Procyanidine zu verstehen, und zu testen, wie sich diese Stoffe in optimierter Zusammensetzung auch in anderen Lebensmitteln anreichern lassen. Bei den Procyanidinen handelt es sich um eine Stoffgruppe, die eine stark antioxidative Wirkung hat und damit vor oxidativem Stress schützen soll. Das Forschungsprojekt ist gegliedert in einen grundlagenorientierten und einen anwendungsbezogenen Teil. Einerseits soll vor allem die Wirkung der Procyanidine genauer untersucht werden, andererseits will man Erkenntnisse für die Herstellung funktioneller Lebensmittel gewinnen, die bestimmte Körperfunktionen günstig beeinflussen sollen.
In der russischen Volksmedizin gilt die Apfelbeere als Allheilmittel. Hier findet sie Anwendung als Diuretikum, da sie die Urinausscheidung erhöht und somit bei Harnwegsinfektionen helfen soll, oder als blutdrucksenkendes Mittel, sowie in der Dermatologie.
Aufgrund der adstringierenden, also zusammenziehenden Wirkung der in Aronia enthaltenen Gerbsäure, findet die Frucht auch Anwendung im Bereich der Magen-Darm-Heilkunde und bei Leber- und Gallenbeschwerden.
Auch bei Hauterkrankungen und Allergien wird die Apfelbeere eingesetzt, da sie regulierend auf das Immunsystem einwirken kann und vermutlich zu einer Harmonisierung beiträgt. Diese Harmonisierung macht man sich in Russland zum Beispiel auch bei der Behandlung der Folgen einer Chemotherapie zu Nutze.
Das in der Frucht vorkommende Jod soll sich positiv auf einige Schilddrüsenerkrankungen auswirken.
In Russland wird Aronia auch bei Diabetes mellitus und bei Kinderkrankheiten wie Scharlach und Masern angewendet. Besonders hervorzuheben ist die entzündungshemmende Wirkung, die Aroniasaft einer 1994 veröffentlichten bulgarischen Studie zufolge haben soll.

6. Die Kultivierung der Aronia. Schön und anspruchslos

Als wir im Jahr 2005 in ein Haus zogen, war uns angesichts des großen Gartens noch nicht recht klar, ob wir den notwendigen, so genannten „grünen Daumen“ haben würden. Im Biologiestudium lernt man zwar eine Menge über Pflanzen, man lernt aber nichts über den Umgang mit ihnen. Nun hatten wir also ein 3000 Quadratmeter großes Grundstück, sogar mit Weinberg, zur Verfügung und brannten darauf, eigene Gartenerfahrungen zu machen.
In unserem ersten Gartenherbst bekamen wir fünf Sträucher geschenkt. Der Kommentar dazu lautete: „Ihr könnt gar nichts falsch machen. Eigentlich braucht ihr so gut wie nichts zu tun. Das sind Apfelbeeren. Die wachsen sogar in Sibirien.“
Ungläubig suchten wir nach einem schönen Plätzchen für die zunächst einmal recht unscheinbaren Sträucher. Wir machten uns

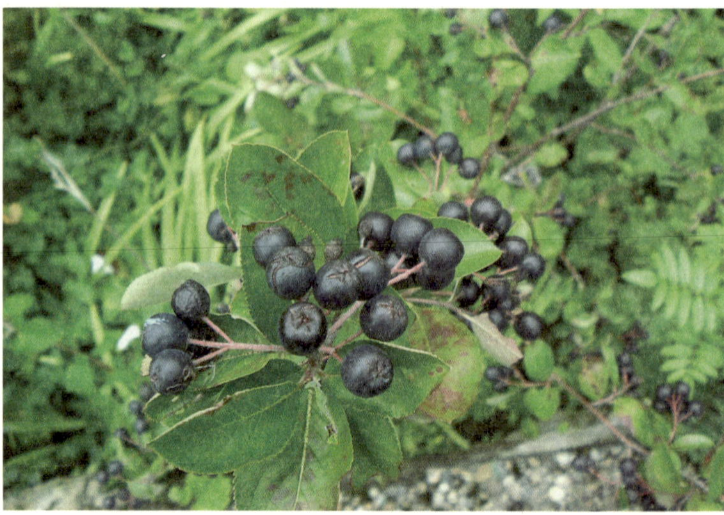

Unser Apfelbeerstrauch im zweiten Standjahr.

eine Menge Gedanken und kamen zu dem Schluss, dass unsere Apfelbeeren es trotz ihrer Anspruchslosigkeit schön sonnig haben sollten. Den größten Aronia-Strauch pflanzten wir in die Nähe unseres Eingangs. Die restlichen bildeten eine Art Hecke. Der erste Winter 2005/06 war besonders hart und wir befürchteten, unsere frisch eingepflanzten Sträucher könnten Schaden nehmen. Im Gegensatz zu den Weinreben, die den Winter und den späten Frost schlecht verkraftet hatten, schienen unsere Apfelbeersträucher nicht unter der Kälte gelitten zu haben. Im Mai zeigten sich die ersten Blüten. Eigentlich ziemlich spät. Aber genau deswegen ist die Pflanze auch weniger empfindlich. Da Frühblüher durch späten Frost in ihrer Entwicklung stark zurückgeworfen werden, hält sich die Aronia noch eine Weile zurück. Eine wirklich kluge Taktik.
Die Blüten, die an kleine Apfelblüten erinnern, lockten zahlreiche Bienen, Hummeln und Schmetterlinge an. Nach der Blüte konnte man schon bald die ersten Früchte erkennen. Kleine Beeren, die sich Woche für Woche dunkler färbten.

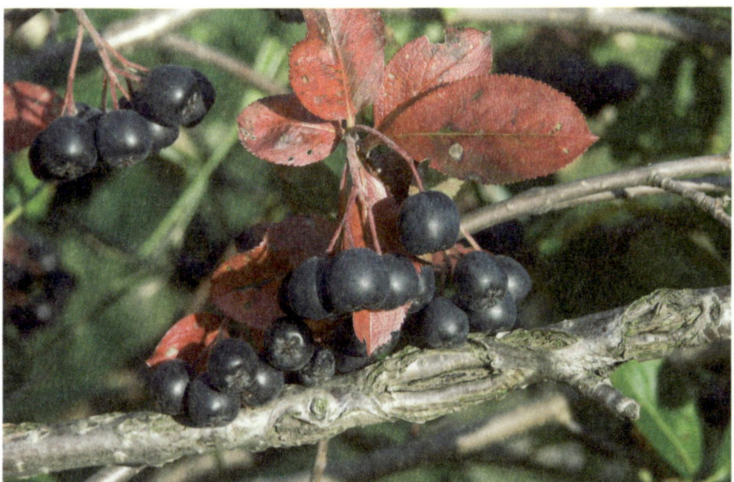

In ihrer Form erinnern die Aroniabeeren an kleine Äpfelchen.

Im August waren die Früchte schließlich reif. Erstaunlicherweise sahen die Apfelbeeren tatsächlich wie kleine schwarze Äpfelchen aus. Wir probierten sie und befanden den Geschmack als etwas eigen, aber nicht schlecht. Heidelbeeren, Johannisbeeren und Co. sind sicherlich gefälliger im Geschmack, aber wenn man die Aronia zubereitet, bieten sich eine Menge kulinarische Möglichkeiten.

Im Herbst hielten unsere Sträucher noch eine besondere Überraschung für uns bereit: „Indian Summer" in der Oberpfalz, ein strahlend farbenprächtiges Blattwerk. Wir waren begeistert und merkten erst im Winter, dass wir mit unseren Apfelbeeren tatsächlich eine Pflanze gefunden hatten, die ohne großen Aufwand viel zu bieten hatte.

Für diejenigen, die nun Lust bekommen haben, diesem schönen Strauch im Garten ein Zuhause zu bieten, haben wir einige Tipps: Am Besten kauft man Gehölze in der Baumschule, da man dort am kompetentesten beraten wird. Pflanzen aus Baumschulen unter-

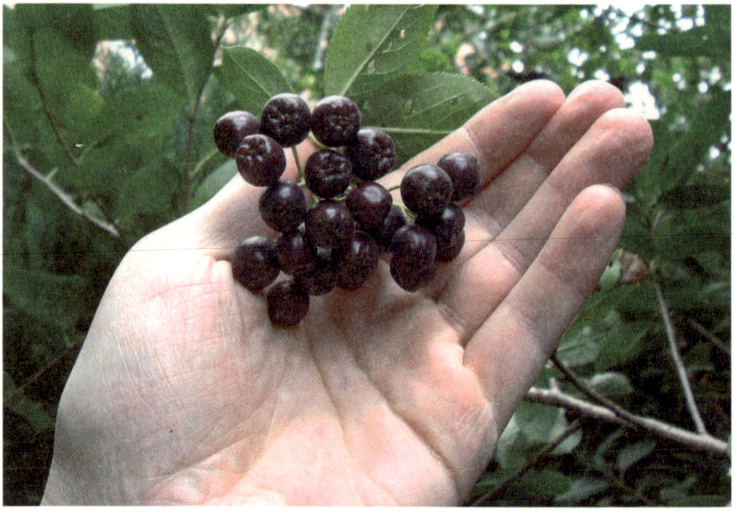

Ende August sind die Beeren voll ausgereift.

liegen auch strengen Kontrollen, so dass Krankheiten und Schädlinge nur äußerst selten vorkommen. Vor allem aber werden Sie etwas mehr über die angebotenen Sorten erfahren. Gelegentlich findet man Apfelbeersträucher auch im Gartencenter. Dort kennt man das Gehölz aber meist nur als Zierpflanze und hat oft lediglich eine Sorte zur Auswahl. Als Orientierungshilfe haben wir im Anhang eine kleine Liste mit Bezugsquellen zusammen gestellt. Der Versandhandel bietet aufgrund des geringen Bekanntheitsgrades der Apfelbeere immer noch die größte Sortenvielfalt. Sie können natürlich auch bei einer Baumschule in Ihrer Nähe nach Aronia fragen.

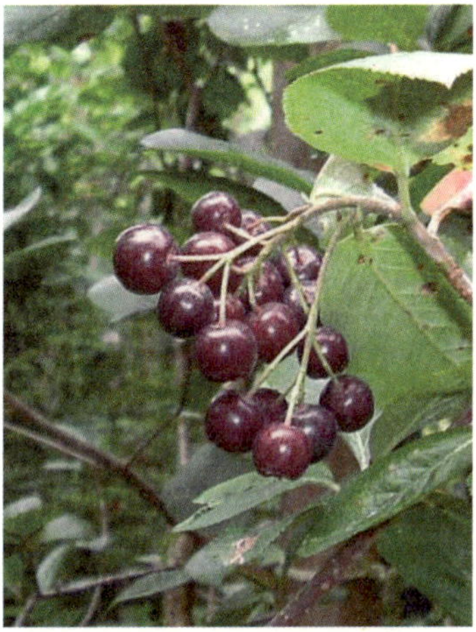

Krankheiten und Schädlinge sind für die Apfelbeere kein Problem.

Es gibt die Apfelbeere als Strauch und als Hochstamm, der bis zu vier Meter hoch werden kann. Der Hochstamm entsteht durch eine Veredelung auf eine Eberesche (Sorbus aucuparia) und stellt etwas höhere Ansprüche an Boden und Klima als die unveredelte Variante.

Wenn Sie sich für eine Sorte entschieden haben (am Ende dieses Kapitels finden Sie eine Auflistung der bekanntesten Sorten), sollten Sie einen Standort wählen, der eine genügende Boden- und Luftfeuchtigkeit gewährleistet. Die Apfelbeere ist darüber hinaus eine lichtliebende Pflanze, die im Schatten nicht so recht gedeiht. Ungünstig wirken sich ein hoher Kalkgehalt des Bodens sowie Trockenheit auf die Pflanze aus.

Wollen Sie mehrere Apfelbeeren nebeneinander pflanzen, so sollten Sie einen Pflanzabstand von etwa 1,5 bis 2 Meter einhalten.

Ansonsten ist die Aronia extrem anspruchslos und passt sich sehr gut verschiedenen Bodenverhältnissen an. Selbst in höheren und Hanglagen wie bei uns im Garten gedeiht sie gut.
Auch an das Klima stellt die robuste Pflanze keine allzu großen Ansprüche. Im Kapitel über die Verbreitung wurde bereits erwähnt, dass die Aronia in Sibirien zum Anbau ausdrücklich empfohlen wird, da sie sehr frosthart ist.
Aufpassen sollten Sie aber in sehr heißen und trockenen Sommern. Dann muss die Pflanze reichlich bewässert werden, da die Früchte sonst frühzeitig reifen und am Strauch vertrocknen.
Sehr robust ist die Aronia auch gegenüber Krankheiten und Schädlingen. Lediglich Frostspanner (ein Schmetterling, dessen Larven vor allem an Bäumen erheblichen Schaden bis hin zum Kahlfraß anrichten können) und Ebereschenmotte (ein Kleinschmetterling, dessen Larve die Früchte befällt und sie mit Fraßgängen durchzieht) können in seltenen Fällen Probleme bereiten. Die hartnäckigsten „Schädlinge" der Aronia sind Vögel, die innerhalb von

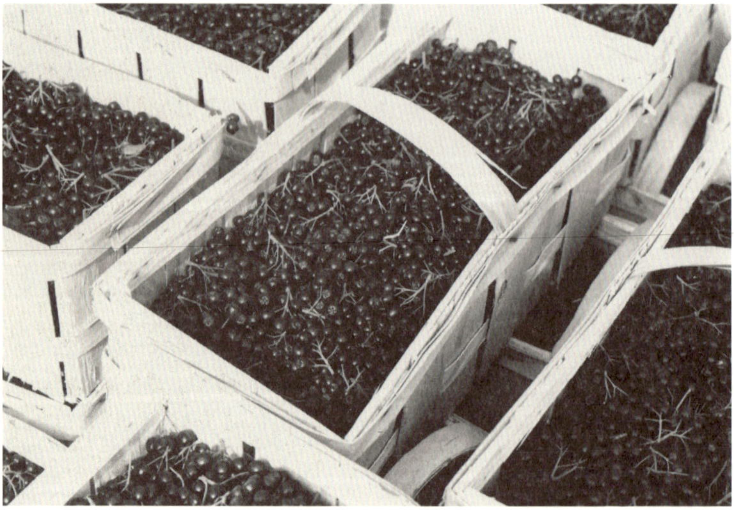

Frisch, in Handarbeit geerntete Beeren von der Plantage.

kürzester Zeit den gesamten Strauch plündern. Ein Tag reicht, um die ganze Ernte zu verlieren. Beugen Sie also rechtzeitig mit Vogelnetzen vor, wenn Sie die Früchte selbst ernten wollen.

Am besten pflanzen Sie die Apfelbeere im Herbst. Achten Sie schon beim Kauf darauf, dass die Pflanze vier bis fünf kräftige Triebe hat. Wenn Sie die Aronia im Garten einpflanzen, sollten Sie sie etwas tiefer (5-10 cm) in den Boden setzen als in der Baumschule. Eine Düngung ist in der Regel nicht unbedingt erforderlich. Im Normalfall können Sie bereits im zweiten Standjahr reichlich ernten, da die Blüten sich selbst befruchten. Deshalb reicht eine einzelne Pflanze im Garten um ernten zu können. Bis zu 20 Jahre lang kann ein Strauch dann Früchte tragen.

Sie sollten die reifen Beeren frühzeitig pflücken, da sie sonst schnell vom Strauch fallen. Bedenken Sie bei der Ernte, dass die Beeren aufgrund des hohen Anthocyan-Gehaltes extrem stark färben. Nach dem Pflücken sollten die Apfelbeeren auch bald verarbeitet werden, da Sie nicht sehr lange lagerfähig sind (maximal 2 Wochen).

Der Aronia-Strauch erfordert keinen komplizierten Schnitt. Bei unveredelten Pflanzen sollte in den ersten Standjahren ein Aufbau- bzw. Auslichtungsschnitt vorgenommen werden. Später ist ein Verjüngungsschnitt erforderlich. Grundsätzlich gilt: Je mehr man schneidet, desto kräftiger treibt die Pflanze aus.

Bei veredelten Sorten müssen daneben noch sämtliche Triebe, die sich in Bodennähe unterhalb der Veredelungsstelle bilden, entfernt werden.

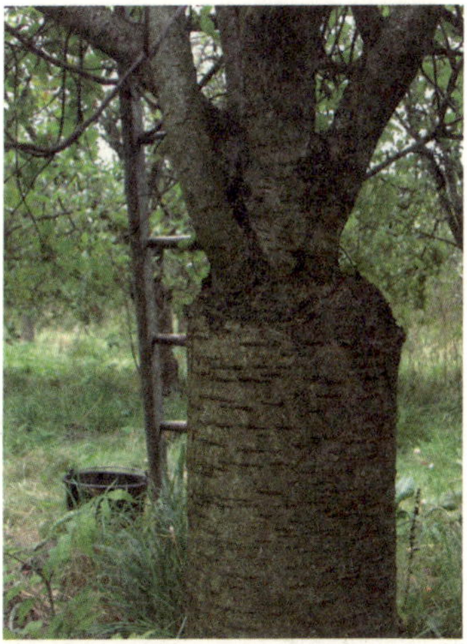

Aufgepfropft, Aronia auf Ebereschenstamm in Schirgiswalde.

Es ist möglich Aronia durch Samen (nur unveredelte Aronia) oder vegetativ (durch Stecklinge, Ableger oder Abrisse) zu vermehren. Am einfachsten ist es natürlich, wenn Sie sich eine „fertige" Pflanze aus der Baumschule kaufen.

Die Apfelbeere eignet sich übrigens auch als Heckenpflanze. Dann sollte der Pflanzabstand natürlich geringer (ca. 50 cm) sein. Aber auch in Einzelstellung oder als Gruppe ist sie vor allem im Herbst sehr schön.

Die Haltung im Topf ist ebenfalls möglich. In diesem Fall sollte man auf eine regelmäßige Bewässerung und einen sonnigen Standort achten.

Aufgrund der einfachen Kultivierung der Apfelbeere, ist sie auch für den Anbau im Schulgarten sehr gut geeignet.

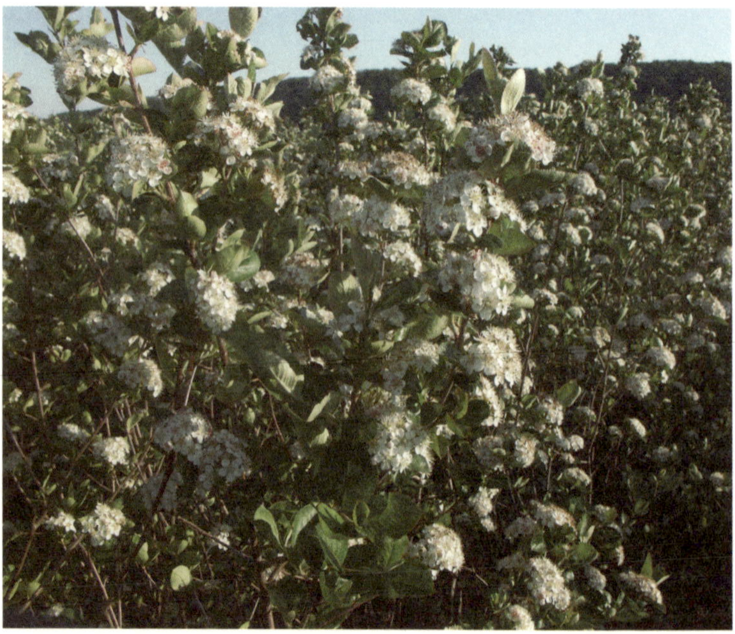

Die Aronia eignet sich gut als Heckenpflanze.

Hier die bekanntesten Sorten und Auslesen im Überblick

Nero (Aronia prunifolia Nero) reift relativ spät und hat einen etwas aufrechteren Wuchs als die Wildform. Sie ist im ehemaligen Ostblock gezüchtet worden (vermutlich Slowakei) und hat vergleichsweise große Früchte. Der Strauch wird ungefähr einen Meter hoch und etwa zwei Meter breit. Sie kann auch auf eine Eberesche veredelt werden.

Viking (Aronia melanocarpa Viking) stammt aus Finnland und hat - wie Nero - relativ hohe Erträge.

Rubina (Aronia melanocarpa Rubina) ist eine Kreuzung aus ‚Viking' und einer russischen Sorte. Daher ist sie sehr frosthart. Sie reift früher als z.B. Nero und verträgt starke Niederschläge sehr gut. Der Strauch wird etwa 1,5 bis 1,8 Meter hoch und muss regelmäßig geschnitten werden.

Hugin ist eine Sorte aus Schweden, die ihren Merkmalen zufolge zwischen den Arten *Aronia melanocarpa* und *Aronia prunifolia* steht. Sie kann durch Samen vermehrt werden.

Daneben gibt es noch die Auslese **Fertödi** (Aronia melanocarpa aus Ungarn), die dänischen Sorten **Aron** und **Serina**, **Hakkija** und **Ahonnen** aus Finnland, **Moravska sladkoploda** aus der Slowakei sowie **Kashamachi, Mandschurica** und **Estland.**

Diese Sorten sind derzeit anerkannt und in der *Beschreibenden Sortenliste Wildobstarten* des Bundessortenamtes verzeichnet.

7. Gesunde und schmackhafte Aronia. Produkte und Rezepte

Mittlerweile gibt es schon eine Reihe von Aronia-Produkten. Vor allem im Bereich Gesundheit und Wellness ist die „Wunderbeere“ auf dem Vormarsch. Die Palette reicht von Pillen über Getränke bis hin zu „Wunderelixieren“. Man sollte sich immer vor Augen halten, dass diese Produkte zwar Extrakte aus Aronia enthalten, die optimale Wirkung allerdings am ehesten durch den Verzehr der Frucht (vor allem der Schale) selbst zu erreichen ist. Aber auch im naturreinen Direktsaft, der mit keinerlei Zusätzen versehen wird, verbleiben nahezu alle wertvollen Inhaltsstoffe der Aronia, was z.B. bei aus Konzentrat hergestellten Aronia-Getränken nicht unbedingt der Fall ist. Mittlerweile sind schon einige schmackhafte Säfte und Nektare auf dem Markt. Informieren Sie sich doch einmal in Ihrer Apotheke, im Reform- oder Naturkostfachhandel sowie bundesweit bei einigen großen Weinhändlern! Oft werden Produkte erst bei verstärkter Nachfrage in das Sortiment aufgenommen. Wenn Sie einmal die Inhaltsliste vor allem roter Fruchtsaftmischungen lesen, werden Sie feststellen, dass viele Säfte Auszüge aus Aronia enthalten. Diese tragen vor allem zur schönen roten Färbung bei. Der gesundheitliche Nutzen ist bestenfalls ein positiver Nebeneffekt. Auch Molkereierzeugnisse werden mit Aroniasaft gefärbt. In Apotheken gibt es eine geringe Zahl von Aronia-Präparaten. In Russland sieht die Lage ganz anders aus. Dort ist es seit mehreren Jahrzehnten gewissermaßen Tradition, Vitamintabletten aus den Aroniafrüchten herzustellen.
Sollten Sie das Glück haben, Selbstversorger zu sein oder irgendwie an die gesunden Beeren zu kommen, probieren Sie doch mal selbst etwas daraus zuzubereiten. Sie werden überrascht sein!
Wir haben einige Rezepte zusammengetragen. Freilich können Sie diese nach Belieben variieren. Oft lassen sich auch Zubereitungsarten von anderen Beeren oder Wildfrüchten übertragen. Experimentieren Sie einfach ein bisschen. Es wird sich lohnen!

Trocknen

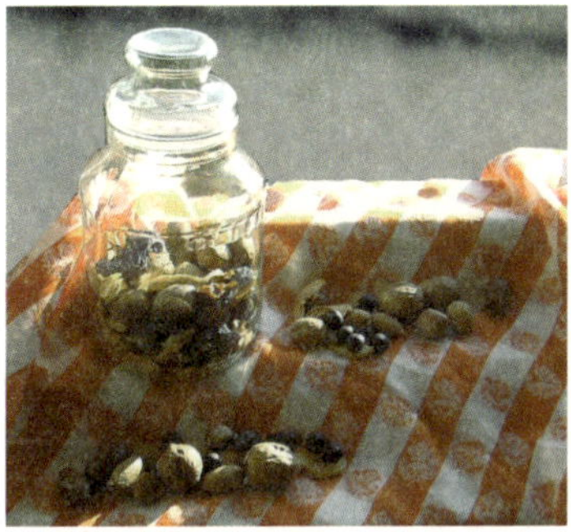

Sie können die Früchte an der Luft - im Freien, auf dem Dachboden - oder im Dörrgerät trocken. Achten Sie darauf, die Früchte regelmäßig zu wenden. Die getrockneten Aronia-Beeren eignen sich beispielsweise hervorragend als Bestandteil von Früchteteemischungen, z.B. gemeinsam mit süßen Apfelstückchen, Hibiskusblüten, Hagebuttenschalen und Sanddornbeeren. Aber auch im Müsli, im Studentenfutter oder in Gewürzkuchen können sie eine gesunde Nahrungsergänzung sein.

Konfitüre

Aronia-Nektarinen-Konfitüre

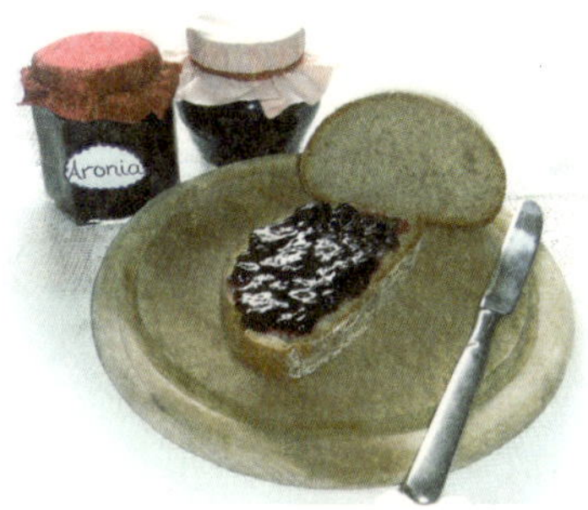

Zutaten:

700-800 g Aroniabeeren

700 g Nektarinen

Gelierzucker nach Fruchtmenge (Packung beachten!)

Zubereitung:

Kochen Sie die Aroniabeeren mit etwas Zucker auf. Wenn die Masse weich geworden ist, passieren Sie sie durch ein Sieb. Messen Sie 500 ml von der Masse ab. Die Nektarinen müssen halbiert und entsteint werden. Wiegen Sie 500 g ab und pürieren Sie die Früchte mit dem Pürierstab. Die beiden Fruchtmassen in einen Topf geben und nochmals mit Gelierzucker aufkochen. Füllen Sie die Marmelade in heiße Gläser.

Sie können auch eine Aronia-Marmelade ohne Nektarinen herstellen. Wenn Sie 2/3 Aroniabeeren und 1/3 grüne Äpfel nehmen, haben Sie ein hervorragendes Geliermittel. Zucker und Zitronensaft und bei Bedarf etwas Rum dazugeben.

Aronia-Johannisbeer-Eis

Das Rezept ergibt ca. 0,8 Liter Eis. Statt Johannisbeeren kann man auch andere Früchte oder Beeren nehmen. Man sollte allerdings darauf achten, dass diese sauer schmecken, da die Aronia eine eher „herbe" Komponente ist.

Zutaten:

100 g Aroniabeeren
100 g Johannisbeeren
80 g feiner Kristallzucker
0,2 l Milch
120 g Sahne
1 Eigelb

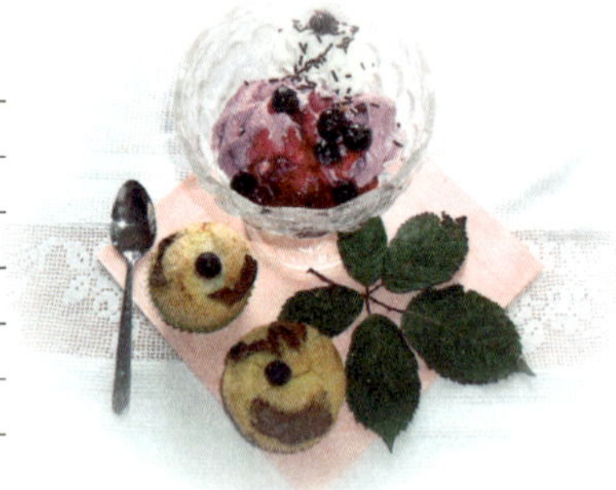

Zubereitung:

Aronia- und Johannisbeeren mit Zucker und Milch pürieren.
Die gut gekühlte Sahne steif schlagen. Das Eigelb verquirlen und unter die Sahne mischen.
Beerenmilch und Eiersahne mischen und ca. 20 Minuten ins Gefrierfach stellen (nicht länger, damit es nicht kristallisiert).
Die gekühlte Mischung danach nochmal kurz aufschlagen und dann in die Eismaschine füllen.
In der Eismaschine ca. 35-40 Minuten rühren lassen.

Kompott

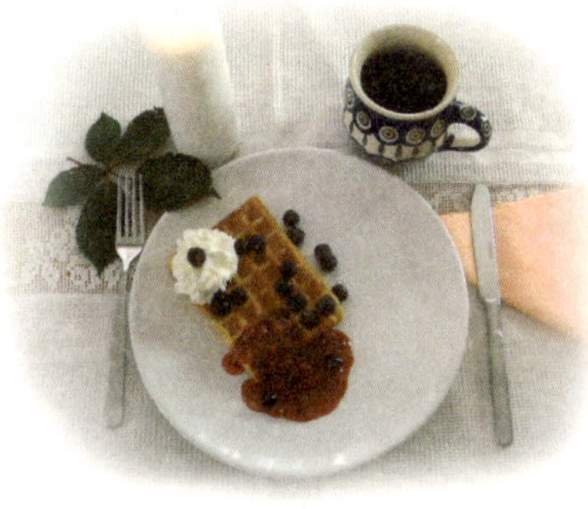

Zutaten:
1 kg Aroniabeeren
0,5 l Wasser
300 g Zucker

Zubereitung:

Lösen Sie den Zucker in kochendem Wasser. Geben Sie die gewaschenen Beeren dazu und erhitzen Sie das Ganze erneut auf 90°C. Lassen Sie die Masse langsam (30-60 Minuten) abkühlen und füllen Sie die Mischung in vorgewärmte Gläser. Pasteurisieren Sie das Kompott 20 Minuten lang bei 85°C. Pasteurisieren ist ganz einfach: Füllen Sie ein Backblech etwa 1 cm hoch mit Wasser und stellen Sie die gefüllten Gläser so darauf, dass sie sich nicht berühren. Heizen Sie das Backrohr auf etwa 80-85° C und halten Sie die Temperatur etwa 15-20 Minuten lang. Nach dem Pasteurisieren müssen die Gläser sofort mit Schraubdeckeln verschlossen werden.

Eingemachte Apfelbeeren

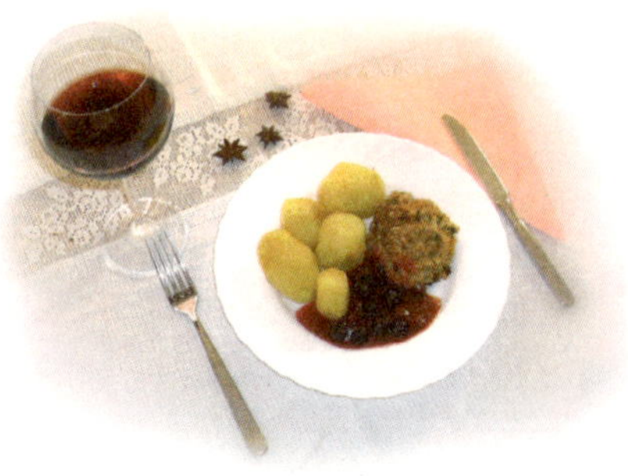

Zutaten:
1 kg Aroniabeeren
500 g weiße oder rote Johannisbeeren
1 kleine Zitrone
Wasser
1 kg Zucker

Zubereitung:

Waschen Sie die Beeren gründlich und zerkleinern Sie die Zitrone. Kochen Sie Beeren und Zitrone mit Wasser bedeckt auf. Sieben Sie die Masse ab und wiegen Sie den Saft ab. Mengen Sie der Fruchtmasse ¾ des Gewichtes (des Saftes) an Zucker bei. Bringen Sie das Gemisch abermals zum Kochen. Füllen Sie die Fruchtmasse in Gläser. Die eingemachten Apfelbeeren passen gut zu Wild und zu Kartoffelgerichten.

Apfelbeersoße

Zutaten:

je 100 g Früchte
100 g Zucker
0,1 l Wasser

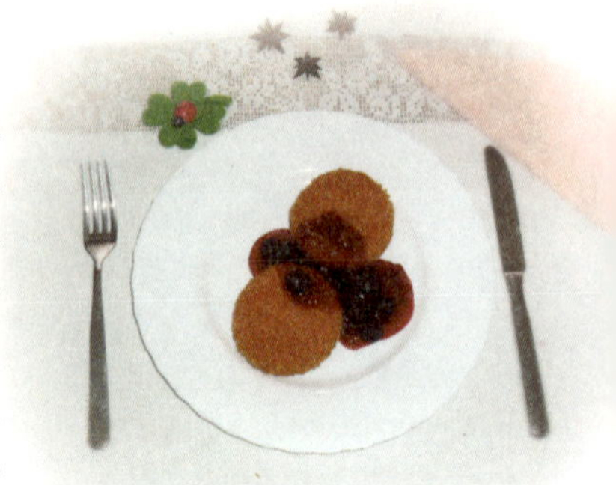

Zubereitung:

Waschen und zerstampfen Sie die Beeren. Geben Sie Zucker und Wasser dazu und erwärmen Sie die Mischung vorsichtig. Der Zucker muss sich lösen. Verfeinern Sie die Soße nach Belieben zum Beispiel mit Senf, Meerrettich, Pfeffer, Koriander, geraspelten Orangenschalen, Zitronensaft oder Weinbrand. Die Soße passt ideal zu Wildgerichten oder gebackenem Camembert.

Apfelbeerwein

Die Herstellung des Aroniaweines ist eine etwas anspruchsvollere Angelegenheit, wenn man noch keine Erfahrungen mit der Herstellung von Wein gesammelt hat. Wir mussten uns das Verfahren zunächst auch erklären lassen. Anfangs sind uns auch einige Pannen passiert. Nach einiger Zeit klappt es aber ganz gut und wir können mittlerweile selbst ganz gute Weine herstellen.

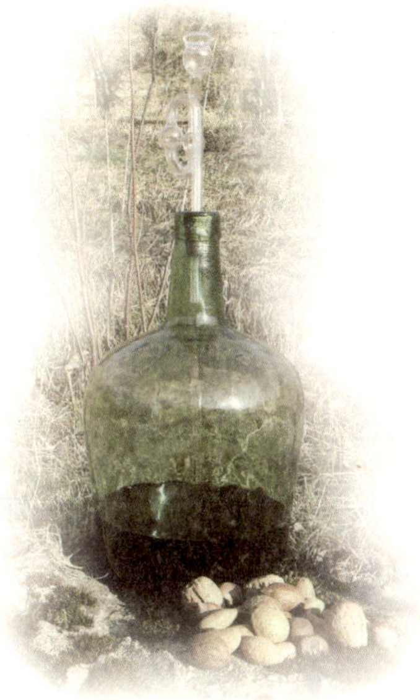

Zutaten:

10 kg Aronia
1,5 kg Zucker
2 l Wasser
Weinhefe, Hefenährsalz

Zubereitung:

Entsaften Sie die Beeren in einer Fruchtsaftzentrifuge (kein Dampfentsafter!). Geben Sie zur Herstellung eines kräftigen Gäransatzes 1/4 Liter Apfelsaft und Hefe in eine 1/2-Liter Flasche und verschließen Sie die Flasche locker mit einem Wattepfropf. Sobald die Mischung zu gären beginnt (abhängig von der Temperatur nach etwa 2 bis 3 Tagen), können Sie 2 Liter Pressaft und den Gäransatz in einen 10-Liter-Ballon geben. Wenn diese Mischung nach etwa 3 weiteren Tagen kräftig gärt, geben Sie den restlichen Pressaft dazu. Nach 4 bis 7 Tagen lässt die Gärung nach. Nun können Sie den Zucker in 2 Liter Wasser lösen und vorsichtig in den Gärballon geben.

Nach der Hauptgärung sollten Sie den Ballon kühl stellen und etwa 2 Wochen nachgären lassen. Die Flaschen nach dem Abfüllen am besten kühl lagern, da der Wein zur Nachgärung neigt. Sollte die Gärung stocken, geben Sie etwas Hefenährsalz dazu.

Verfeinern können Sie den Wein durch Zugabe von Heidelbeer- oder schwarzem Johannisbeersaft.

Apfelbeer-Likör

Zutaten:

1/4 Liter Aroniapressaft
3/4 Liter Weinbrand (mindestens 38 %)
200 g Zucker

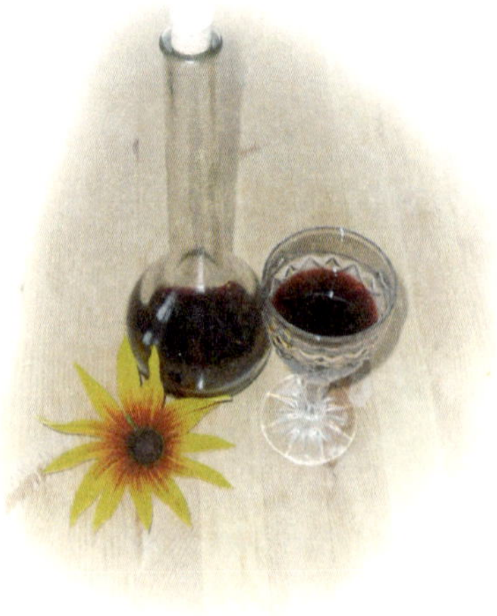

Zubereitung:

Mischen Sie Pressaft, Weinbrand und Zucker und lassen Sie das Ganze einen Tag lang stehen. Nach dem Filtern, können Sie den Likör abfüllen und 6 Wochen in der Flasche reifen lassen.

Sie können auch die Beeren (nicht den Saft) mit Alkohol (40-50%) und Zucker in einem Gärballon (oder Flaschen) ansetzen. In einen 3-Liter-Ballon füllen Sie dann etwa 2 Liter Beeren und ein knappes halbes Kilo Zucker. Dieses Gemisch füllen Sie dann mit dem Alkohol auf. Nach 6 bis 8 Wochen können Sie den Likör genießen.

8. Anhang

Glossar

Ableger Durch Ablegen oder auch Absenken können Pflanzen vermehrt werden. Dabei wird ein Zweig nach unten gebogen, mit Erde bedeckt und so befestigt, dass das Ende aus der Erde herausschaut. Der unterirdische Teil schlägt Wurzeln und bildet damit eine neue Pflanze.

Altai-Gebiet Region im südlichen Sibirien, das sich an der russischen Grenze zu Kasachstan, China und der Mongolei befindet. Das Gebiet ist gebirgig, sehr dünn besiedelt und vorwiegend landwirtschaftlich geprägt. Es herrscht ein zentralasiatisches, kontinentales Klima mit sehr kalten Wintern und heißen Sommern.

Aufbauschnitt Junge Pflanzen müssen im Holz und in der Form aufgebaut werden. Ziel des Aufbauschnitts ist es deshalb, möglichst gleichmäßig angeordnete Äste und Zweige zu bekommen, um eine gute Licht- und Luftdurchlässigkeit zu gewährleisten.

Auslichtungsschnitt Durch diese Pflegemaßnahme am Baum soll das Gewicht ausladender Äste vermindert werden, so dass auch mehr Licht in das Innere der Baumkrone gelangen kann. Auch der Wind verliert so an Angriffsfläche, was sich positiv auf den Gesundheitszustand der Pflanze auswirkt.

Bioaktive Stoffe Inhaltsstoffe von pflanzlichen Lebensmitteln, die zwar selbst keinen Nährstoffcharakter besitzen, aber positive Auswirkungen auf die Gesundheit haben. Besonders wichtig sind die sogenannten *sekundären Pflanzenstoffe*. Aber auch Pflanzenfasern und bestimmte Substanzen, die in fermentierten Lebensmitteln enthalten sind, gehören dazu.

Chlorophyll Farbpigment, das den Grünpflanzen ihre Färbung verleiht. Chlorophyll dient der Absorption des Sonnenlichtes und spielt deshalb eine wichtige Rolle bei der Photosynthese.

Diuretikum Arzneimittel, das entwässernd wirkt. Auch Kaffee und Tee entwässern den menschlichen Organismus.

DNA *bzw.* DNS Die Desoxyribonucleinsäure (*engl.* acid) enthält alle genetischen Informationen.

Ebereschenmotte Abendaktive Kleinschmetterlinge, die im Raupenstadium sehr flach sind und in den Blättern von Bäumen leben, durch welche sie sich quer hindurchfressen.

Enzyme Chemische Stoffe, die bestimmte Reaktionen beschleunigen können (Katalysatorwirkung). Sie spielen für den Stoffwechsel, insbesondere für die Verdauung, eine sehr wichtige Rolle. Enzyme werden weitgehend vom Körper selbst hergestellt.

Flavonoide Gruppe von Pflanzenfarbstoffen, die im menschlichen Körper entzündungshemmend, gefäßstärkend, antiviral, antioxidativ und krampflösend wirken können. Einige Flavonoide schützen nachweislich vor Herz-Kreislauferkrankungen und vor Krebs.

Freie Radikale Chemisch aggressive Zellgifte, die Zellen beziehungsweise Zellmembranen angreifen und zerstören können. Freie Radikale sind extrem instabil und damit reaktionsfreudig, da es sich um Atome oder Moleküle handelt, die ein oder mehrere ungepaarte (= freie) Elektronen besitzen. Da einsame Elektronen bestrebt sind, ein Elektronenpaar zu bilden, lösen sie häufig eine Kettenreaktion aus, der dann wichtige zelluläre Verbindungen zum Opfer fallen. Besonders gefährlich ist auch ihre Fähigkeit, die

DNS anzugreifen und zu zerstören, denn damit tragen sie unter anderem zur Entstehung von Krebs bei.

Frostspanner Unscheinbare, mottenähnliche, meist nachtaktive Schmetterlinge, die als Obstschädlinge in Erscheinung treten. Die Larven bilden um die Knospen und jungen Blätter der Pflanze ein feines Gespinst, das einen Schutz vor Fressräubern bieten soll. Auf Obstplantagen werden Leimringe angebracht, um einen Befall zu verhindern.

Funktionelle Lebensmittel sind Lebensmittel, die bestimmte Körperfunktionen positiv beeinflussen sollen. Die bekanntesten funktionellen Lebensmittel sind pro- und präbiotische Molkereierzeugnisse, ACE-Getränke und Lebensmittel mit Omega-3-Fettsäuren oder Phytosterinen.

Gärung Es gibt zwei wichtige Arten der Gärung. Bei der Milchsäuregärung verwandeln die Milchsäurebakterien den (Milch-)Zucker in Milchsäure. Die alkoholische Gärung hingegen verwandelt Zucker mittels Hefen in Alkohol (Ethanol) und Kohlendioxid. Sie wird von unterschiedlichen Faktoren beeinflusst: z.B. von der Temperatur - 22 bis 27 Grad sind optimal, von der Art der verwendeten Hefen oder von Lufteinfluss - ein Gäraufsatz ermöglicht den Austritt von Kohlendioxid und verhindert zugleich den Zutritt von Luft.

Gerbstoffe Therapeutisch wirksame Stoffe in (Heil-)Pflanzen, die adstringierend (zusammenziehend), antibakteriell, antiviral sowie entzündungshemmend wirken. Sie können zum Beispiel bei Verletzungen Bakterien abtöten. Weintrauben, Heidelbeeren und Aronia sind stark gerbstoffhaltig.

Hochstamm Starkwüchsiger Baum mit geradem, fehlerfreiem Stamm mit einer Ansatzhöhe der Krone von mind. 1,60 - 1,80 m.

Kernobstgewächse *lat. Maloidae* Unterfamilie der Rosengewächse. Die Früchte sehen immer Äpfeln ähnlich. Bekannte Vertreter sind Äpfel, Birnen, Quitten und Apfelbeeren.

Korrekturschnitt Der Korrekturschnitt erfolgt, wenn sich in der Krone des Baumes unerwünschte oder ungünstige Formen ergeben.

Kulturobstarten Alle Obstarten, die landwirtschaftlich genutzt, also kultiviert werden. Die bekanntesten Vertreter sind: Äpfel, Birnen, Kirschen aber auch Südfrüchte wie Bananen oder Ananas.

Muttersaft ist der direkt, einmalig (nur eine Pressung) und ohne jegliche Zusätze gepresste Saft. Der Begriff Muttersaft deutet wörtlich genommen auf das Ursprüngliche der ersten Pressung hin. Der Muttersaft ist also der ursprünglichste Saft und somit der hochwertigste Direktsaft.

Oxidativer Stress Von freien Radikalen verursachte oxidative Reaktionen, die zu einer frühzeitigen Zellalterung führen und damit gesundheitsschädigend wirken. Oxidadativer Stress wird mit der Entstehung unterschiedlicher Erkrankungen, wie z.B. Herz-Kreislauferkrankungen oder Krebs in Verbindung gebracht. Antioxidantien steuern dem oxidativen Stress entgegen.

Photosynthese Im Rahmen der Photosynthese wandeln Pflanzen mit Hilfe des Sonnenlichtes Kohlendioxid aus der Luft und Wasser in Zucker und Stärke um. Diese Stoffe werden zur Energiegewinnung und Ernährung benötigt. Es entsteht Sauerstoff.

Procyanidine sind eine farblose Vorstufe der Anthocyanidine, die erst durch Sauerstoff zu diesen oxidiert werden. Procyanidine zählen zu den sekundären Pflanzenstoffen. Sie sind Gerbstoffe und verursachen daher den herben Geschmack der Aroniabeeren.

Proteine Sie werden auch Eiweiße genannt und sind ein Grundbaustein der Zelle. Hauptlieferant für Proteine in der Ernährung sind neben tierischen Produkten zum Beispiel Nüsse, Getreide und Hülsenfrüchte wie Bohnen oder Sojabohnen.

Radikalfänger Sie werden auch Antioxidantien genannt, da sie empfindliche Moleküle vor der Oxidation durch aggressive Sauerstoffverbindungen wie die freien Radikale schützen. Vitamin C und sekundäre Pflanzenstoffe wie die Anthocyane wirken als „Radikalfänger" und damit zum Schutz vor oxidativem Stress beitragen können.

Rosaceen *dt. Rosengewächse,* Pflanzenfamilie, die vorwiegend die gemäßigte Zone der Nordhalbkugel besiedelt. Etwa 100 Gattungen mit 3100 Arten sind weltweit bekannt. Rosaceen treten in verschiedener Gestalt auf. Es gibt Bäume, Sträucher und Kräuter. Die Rosengewächse haben zahlreiche Obstsorten wie Apfel, Birne, Pflaume, Kirsche, Pfirsich, Aprikose, aber auch Erdbeere, Himbeere, Brombeere und auch die Aronia hervorgebracht.

Saft/Nektar Saft ist im Deutschen ein gesetzlich festgelegter Begriff. Nur Getränke, die zu 100 % aus Fruchtsaft und -fleisch der entsprechenden Früchte bestehen, dürfen diese Bezeichnung tragen.
Fruchtnektare erfordern einen Fruchtgehalt zwischen 25% und 50%. Der Rest wird von mit Zucker oder Süßstoff versetztem Wasser ausgemacht.

Sekundäre Pflanzenstoffe Viele verschiedene chemische Verbindungen, die ausschließlich in Pflanzen vorkommen. Sie dienen im Gegensatz zu den primären Pflanzenstoffen nicht dem Wachstum, sondern erfüllen verschiedenste Aufgaben als Farbstoffe, Geruchsstoffe, Abwehrstoffe, aber auch als Wachstumsregulatoren.

Viele dieser Stoffe haben positive Wirkungen auf die menschliche Gesundheit. Die meisten sekundären Pflanzenstoffe sind allerdings noch nicht richtig erforscht.

Selbstbefruchtung *oder Autogamie,* Befruchtung einer Pflanzenart innerhalb der gleichen Pflanze mit den eigenen Pollen. Selbstbefruchtende Pflanzen sind „einhäusig", d.h. auf ihr sind männliche und weibliche Blüten getrennt voneinander vorhanden.

Sorte/Art Sorten unterscheiden Varianten einer Kulturpflanzenart. Eine Art kann verschiedene Sorten hervorbrigen.
Sorten entstehen durch Züchtung und unterscheiden sich anhand verschiedener Merkmale wie Größe, Farbe, Ertrag usw. von anderen Sorten der gleichen Art.
Das Bundessortenamt kann nach Prüfung der Merkmale die Sortenzulassung und den Sortenschutz erteilen. Vorher kann das Saatgut einer neuen Sorte nicht offiziell in den Handel gelangen. Das Zulassungsverfahren ist relativ aufwändig.

Steckling Möglichkeit der künstlichen Vermehrung von Pflanzen. Praktisch aus jedem Teil (außer den Blüten) bestimmter Pflanzen lässt sich so eine weitere Pflanze ziehen. Ein Teil der Mutterpflanze wird in die Erde gesteckt, um hier selbst Wurzeln zu schlagen. Dabei muss auf einige Dinge, wie beispielsweise auch Hygiene geachtet werden.

Strauch Gehölze ohne Stamm als Hauptachse. Sie können eine Höhe von bis zu 10 Metern erreichen.

Veredelung Methode der künstlichen Vermehrung von Pflanzen. Beim Veredeln werden zwei Teile von Pflanzen miteinander verbunden, um als eine Pflanze weiterzuwachsen. Es gibt zwei wichtige Methoden der Veredelung: Okulation (Augenveredelung, bei der eine Knospe in die einjährige Rinde der Mutterpflanze eingesetzt wird) und Pfropfen (dabei wird ein als Edelreis bezeichneter Zweig auf eine Unterlage gepfropft).

Verjüngungsschnitt Ältere Gehölze, die längere Zeit nicht geschnitten wurden, neigen zu unzureichender Neutriebbildung („Vergreisung“). Um diesem vorzeitigen Alterungsvorgang entgegen zu wirken, wird ein Verjüngungsschnitt vorgenommen, mit dem Ziel, dass auch die unteren Gehölzbereiche wieder gut belichtet und durchlüftet werden. Hierzu wird auch altes (Frucht-)Holz entfernt.

Wildobstarten Obstgehölze, die selten oder gar nicht kultiviert werden, da ihr möglicher anbaulicher Wert noch nicht entdeckt ist. Alle Kulturobstarten sind aus ursprünglichen Wildobstarten hervorgegangen. Besonders in Osteuropa bemühte man sich um die Kultivierung von Wildobst. Bekannte Wildobstarten sind Aronia, Eberesche, Holunder, Sanddorn und Felsenbirne.

Literaturempfehlungen

Auf dem deutschen Buchmarkt gibt es zahlreiche Publikationen, die sich mit dem Thema *Gesundheit und Ernährung* auseinandersetzen. Viele Arbeiten aus diesem Bereich sind aufgrund der rasanten Fortschritte in der Forschung bereits nach kurzer Zeit nicht mehr ganz aktuell.
Eine Publikation ist aber in ihren Aussagen derart fundiert und aussagekräftig, dass wir sie hier weiterempfehlen möchten.
Es handelt sich um das *Kursbuch gesunde Ernährung.* Zwar findet die Aronia in dem Buch keine Erwähnung, doch bietet es einen ausgezeichneten Überblick für all jene, die sich für gesunde Ernährung interessieren:

- Münzing-Ruef, Ingeborg: Kursbuch gesunde Ernährung. Die Küche als Apotheke der Natur, München, 2000, 8. Auflage

Hinsichtlich der Verwertung der Apfelbeere lassen sich viele Rezepte aus „gängigen" Einmach-Büchern übertragen. Informieren Sie sich in Ihrer Buchhandlung. Besonders umfangreich und gelungen erschien uns das Buch *Die Verwertung von Obst und Gemüse aus dem Garten*:

- Hofbauer, Hermine: Die Verwertung von Obst und Gemüse aus dem Garten. München, 2003, 3. Auflage

Speziell die Aronia wird in ihren sämtlichen Facetten in fünf Publikationen besonders gut beleuchtet:

- Beschreibende Sortenliste 1999. Wildobstarten. Hrsg. vom Bundessortenamt
  (Bezug durch: Landbuch Verlagsgesellschaft mbH, Postfach 160, 30001 Hannover, Telefon: (0511) 67806-222/223,

Fax: (0551) 67806-220, Internet: http://www.landbuch.de,
E-Mail: buch@landbuch.de

- Pirc, Helmut: Wildobst im eigenen Garten. Apfelbeere, Schlehdorn, Kornelkirsche & Co, Graz, 2002

- Schuricht, Werner; Gerhard Friedrich: Seltenes Kern-, Stein- und Beerenobst, Melsungen, 1989
(ein ausgezeichnetes Buch zum Thema, das allerdings als eines der letzten Bücher in der DDR erschien und deswegen leider nur noch antiquarisch verfügbar ist)

- Albrecht, H.-J.: Anbau und Verwertung von Wildobst. Braunschweig, 1993

- Zeitlhöfler, Andreas: Die obstbauliche Nutzung von Wildobstgehölzen. Diplomarbeit eingereicht an der Fachhochschule Weihenstephan, 2001

Bezugsquellen

Mittlerweile kann man in den meisten Baumschulen Aroniasträucher kaufen. Einige Versandbaumschulen bieten aber eine besonders große Sortenvielfalt. Hier nun eine kleine Zusammenstellung einiger Versender:

- Baumschulen Eggert, Baumschulenweg 2-6, 25594 Vaale, Tel.: 04827-932627, www.eggert-baumschulen.de
- Kordes Jungpflanzen, Mühlenweg 8, D-25485 Bilsen, Tel.: 04106-4011, www.koju.de (Großhändler mit Mindestabnahmemengen bzw. -summen)
- Ahornblatt GmbH, Obere Zahlbacher Straße 68, D-55001 Mainz, Tel.: 06131-72354
- Späth'sche Baumschulenbetriebs-GmbH, Späthstraße 80/81, D-12437 Berlin-Baumschulenweg, Tel.: 030-6366941, mit Arboretum; geöffnet von April bis Oktober.
- Baumschule Hofmann, Hauptstraße 36, D-91094 Langensendelbach, Tel.: 09133-4687, www.baumschule-hofmann.de
- Klaus Ganter, Forchheimer Straße, D-79369 Wyhl a.K., Tel.: 07642-1061, www.obstbau.de

Und auch Aroniasaft und -nektar gibt es im Handel.

- Kelterei Walther GmbH & Co. KG, Am Gewerbegebiet 2, D-01477 Arnsdorf, Tel.: 035200-2930-0, www.walthers.de
- Jacques' Wein-Depot ist ein bundesweiter Weinhändler, der auch Aroniasaft und -nektar führt. In über 250 Agenturgeschäften herrscht die Philosophie des Zuerst-Probierens und Dann-Kaufens mit dem deutlichen Schwerpunkt auf Kundenservice und Beratung. Informationen & Geschäfte unter www.jacques.de.
- Apotheken in Deutschland und Österreich

Quellenverzeichnis

- Albrecht, H.-J.(1993): Anbau und Verwertung von Wildobst. Braunschweig
- Bundessortenamt (Hrsg.;1999): Beschreibende Sortenliste 1999. Wildobstarten
- Bell, D. R., & Gochenaur, K. (2006). Direct vasoactive and vasoprotective properties of anthocyanin-rich extracts. *J Appl Physiol.* 100 (4), S. 1164-1170
- Han, G.-L., Li, C.-M., Mazza, G., & Yang, X.-G. (2005): Effect of anthocyanin rich fruit extract on PGE2 produced by endothelial cells. *Wei Sheng Yan Jiu.* 34 (5), S. 581-584
- Hardin, J.W. (1973): The enigmatic chokeberries (Aronia, Rosaceae), Bull. Torrery Bol. Club (100), S. 178-184
- Hofbauer, H.(2003): Die Verwertung von Obst und Gemüse aus dem Garten, München
- Kaak, Robert: Die kleine Schwarze aus Coswig. Aronia-Ernte hat begonnen – Bund finanziert Forschungsprojekt. In: Dresdner Neueste Nachrichten vom 11./12.08.07
- Lala, G., Malik, M., Zhao, C., He, J., Kwon, Y., Giusti, M. M., & Magnuson, B. A. (2006): Anthocyanin-rich extracts inhibit multiple biomarkers of colon cancer in rats. *Nutr. Cancer* 54 (1), S. 84-93
- Laux, H.(1981): Kochrezepte für Naturfreunde: Wildgemüse, Wildfrüchte, Gewürzkräuter. Erkennen, sammeln, zubereiten, Stuttgart
- Lüder, R.(2006): Grundkurs Pflanzenbestimmung. Eine Praxisanleitung für Anfänger und Fortgeschrittene, Wiebelsheim
- Mayer, J.(2000): Essbare Wildkräuter und Früchte, Berlin
- Mitschurin, I.W.(1951): Ausgewählte Schriften, Berlin
- Münzing-Ruef, I.(2000): Kursbuch gesunde Ernährung. Die Küche als Apotheke der Natur, München
- Ohgami, K., Ilieva, I., Shiratori, K., Koyama, Y., Jin, X.-H., Yoshida, K., Kase, S., Kitaichi, N., Suzuki, Y., Tanaka, T., & Ohno, S. (2005):

Anti-inflammatory effects of aronia extract on rat endotoxin-induced uveitis. *Invest Ophthalmol Vis Sci.* 46 (1), S. 275-281
- Oszmianski, Jan; Wojdylo, Aneta (2005): Aronia melanocarpa. Phenole und ihre antioxidative Wirkung. Berlin / Heidelberg
- Pahlow, M.(1997): Kräuter und Wildfrüchte, München
- Pirc, H.(2002): Wildobst im eigenen Garten. Apfelbeere, Schlehdorn, Kornelkirsche & Co, Graz
- Rack, Christian (2006): Suche nach pflanzlichen Thrombininhibitoren – Gerbstoffe und Fettsäuren im Fokus. Marburg
- Reuss, P.(1995): Kochen mit Wildpflanzen, München
- Rice-Evans C.A., L. Packer (2003[2]): Flavonoids in Health and Disease, New York
- Robertson, K. R., J. B. Phipps, J. R. Rohrer, and P. G. Smith (1991): A synopsis of genera in Maloideae (Rosaceae). *Systematic Botany* (16), S. 376-394
- Runge, F.(1994): Die Pflanzengesellschaften Mitteleuropas, Münster
- Sankevic, E.(1950): Die Arbeitsmethoden der Mitschurinschen Pflanzenzüchtung. Eine kritische Darstellung der Methoden und Anschauungen von I.W. Mitschurin und T.D.Lyssenko, Stuttgart
- Scheerer, F.(1948): Die Verwertung unserer Wildfrüchte, Berlin
- Scheibenpflug, H.(1979): Beeren, Wildobst, Wildgemüse, Innsbruck
- Schlechta, J.(1983): Köstliche Wildfrüchte und Wildgemüse, München
- Schmeil, O., Fitschen, J.(2003): Flora von Deutschland und angrenzenden Ländern, Wiebelsheim, 93.Auflage
- Schuricht, W.; Gerhard F.(1989): Seltenes Kern-, Stein- und Beerenobst, Melsungen
- Valcheva-Kuzmanova, S., Marazova, K., Krasnaliev, I., Galunska, B., Borisova, P., & Belcheva, A. (2005): Effect of Aronia melanocarpa fruit juice on indomethacin-induced gastric mucosal damage and oxidative stress in rats. *Exp Toxicol Pathol.* 56 (6), S. 385-92

- Valcheva-Kuzmanova, S., Borisova, P., Galunska, B., Krasnaliev, I., & Belcheva, A. (2004): Hepatoprotective effect of the natural fruit juice from Aronia melanocarpa on carbon tetrachloride-induced acute liver damage in rats. *Exp Toxicol Pathol.* 56 (3), S. 195-201
- Wacker, Sabine (2004): Basenfasten plus - mit Schüßlersalzen sanft entsäuern, Stuttgart
- Wawer, Iwona (2006): Aronia melanocarpa. The Power of Nature, London, 2006
- Wu, X., Gu, L., Prior, R. L., & McKay, S. (2004): Characterization of anthocyanins and proanthocyanidins in some cultivars of Ribes, Aronia and Sambucus and their antioxidant capacity. *J Agric Food Chem.* 52 (26), S. 7846-7856
- Wu, X., Beecher, G. R., Holden, J. M., Haytowitz, D. B., Gebhardt, S. E., & Prior, R. L. (2006): Concentrations of anthocyanins in common foods in the United States and estimation of normal consumption. *J Agric Food Chem.* 54 (1), S. 4069-4075
- Zeitlhöfler, A. (2001): Die obstbauliche Nutzung von Wildobstgehölzen. Diplomarbeit an der FH Weihenstephan

Im Internet verfügbare Quellen:

- http://www.medizin-aspekte.de/1002/ernaehrung/beeren.htm (über die Studie der Indiana University
- Borissova, P. et al.(1994): Antiinflammatory effect of flavonoids in the natural juice from Aronia melanocarpa, rutin and rutin-magnesium complex on an experimental model of inflammation induced by histamine and serotonin. Acta Physiol Pharmacol Bulg., Varna (im Internet veröffentlicht unter http:// www.ncbi.nlm.nih.gov
- Gerhäuser, Clarissa(2001): Flavonoide und andere pflanzliche Wirkstoffe. Deutsches Krebsforschungszentrum Heidelberg http://www.dkfz-heidelberg.de

Abbildungsverzeichnis

Brönner, Markus: S. 55*, 56*, 71o.
Grün, Kuno G.: S. 53u.*, 54*
Grün, Sigrid: S. 10o., 51u.*
Hanika, Beate: S. 71u.
Kelterei Walther: Cover vorne o., S. 4, 9, 13, 16, 22-25, 43, 47,48
Kordes Jungpflanzen: Cover vorne u. gr.
Michurin, Ivan V.: S. 11, 12 und 14 re. (siehe jeweils Bildtext); 14 li. (aus: Ausgewählte Schriften, Berlin 1951)
Neidhardt, Jan: S. 17, 42, 44, 45, 51o.*, 52*, 53o.*
Stolle Bernhard: Cover vorne u. kl., Cover hinten, S. 6, 10u., 18, 19, 21, 27, 46
* Bildbearbeitung: Markus Brönner

Dank

Für die unterschiedliche Unterstützung bei diesem Buchprojekt bedanken sich Autoren und Verlag bei Bernhard Stolle, Hellmuth Schultz, Kordes Jungpflanzen, Rosemarie Grün, Johann Grün, Kuno G. Grün, Ronja Schineis, Markus Brönner, Peter Hartung, Martin Link, Ingmar Kaufmann, Baumschulen Eggert, Kelterei Walther, Peter Kern, Andrey Ardyshew, Julia Dech, Iryna Kandratovich und Anastasija Guzeva.

Hinweis

Alle Inhalte dieses Buches wurden von Autor und Autorin gewissenhaft recherchiert, alle Rezepte genau nachgekocht und sorgfältig geprüft. Dennoch erfolgen alle Angaben in diesem Buch ohne Gewähr. Autoren und Verlag können in keinem Fall für das Gelingen der Rezepte garantieren. Ebensowenig können sie für eventuelle Schäden, die aus der Verwendung der Inhalte und der Anwendung der Rezepte resultieren, irgendeine Haftung übernehmen.

Autorenportrait

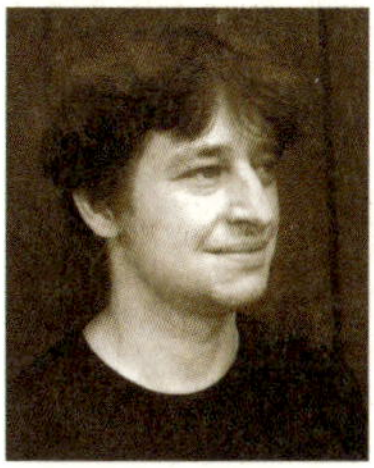

Jan Neidhardt

Jan Neidhardt wurde 1979 in Wilhelmshaven geboren. 2005 schloss er in Oldenburg ein Studium der Biologie und Politik ab. Seit 2006 studiert er Vergleichende Kulturwissenschaft, Theologie und Geschichte in Regensburg. Im Sommer 2004 nahm er an einer mehrwöchigen biologisch-kulturwissenschaftlichen Expedition an den Baikalsee/Sibirien teil. Dort wurde sein Interesse für die russische Flora geweckt. Seither beschäftigt er sich intensiv mit der Ethnobotanik.

Sigrid Grün wurde 1980 in Rumänien geboren. Ihre Eltern weckten bereits früh das Interesse für Pflanzen und Naturheilkunde. Die Mutter ist ausgebildete Heilpraktikerin, der Vater Obstbauspezialist. Sie absolvierte eine Schauspielausbildung in Regensburg und studiert Germanistik, Philosophie und Vergleichende Kulturwissenschaft in Regensburg und Oldenburg. Im Sommer 2004 nahm sie ebenfalls an der Baikalexpedition teil.

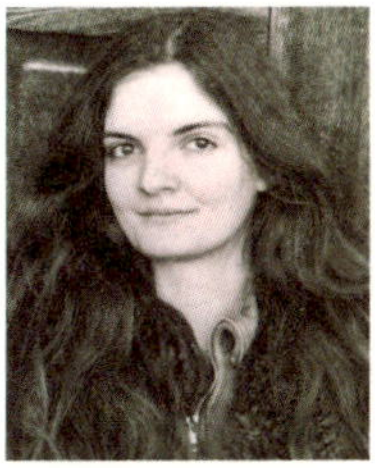

Sigrid Grün

Die beiden Autoren leben gemeinsam mit ihrem Sohn in der Nähe von Regensburg.

Böfflamott & Hollerkoch

Rezepte aus dem Dorfladen

von Gertrud Scherf
und Anneliese Eggerstorfer

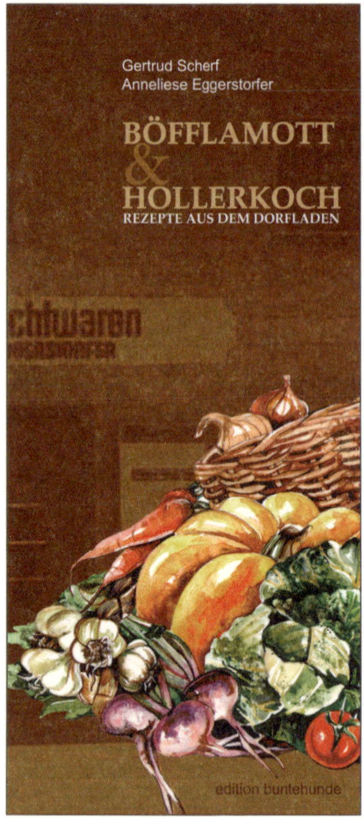

ISBN-13: 978-3-934941-30-4
2. Auflage
Paperback • 29,5 x 14 cm
106 Seiten
25 Zeichnungen und
93 Farbbilder
19,95 Euro [D]

Hasenöhrl und Krautknödl, Erdäpfelbratl und Reinfleck, Böfflamott und Hollerkoch. Die Autorinnen verraten 75 traditionelle Rezepte aus der Sammlung eines niederbayerischen Dorfladens, die über Jahrzehnte von den Kunden überliefert wurden. Fast vergessene Mahlzeiten kommen neu aufgekocht, schmackhaft und gesund auf den Tisch.

»... bodenständige Rezeptsammlungen, die noch von richtigen, tüchtigen Landköchinnen mit der Hand aufgeschrieben wurden. – Ein lebendiges Kochbuch ganz nach dieser Art .... Jawohl, schon die Lektüre dieses liebevoll gemachten Buches ist himmlisch!« (Mittelbayerische Zeitung)